어서 와, 사춘기

글 필립 윌킨슨
그림 사라 혼

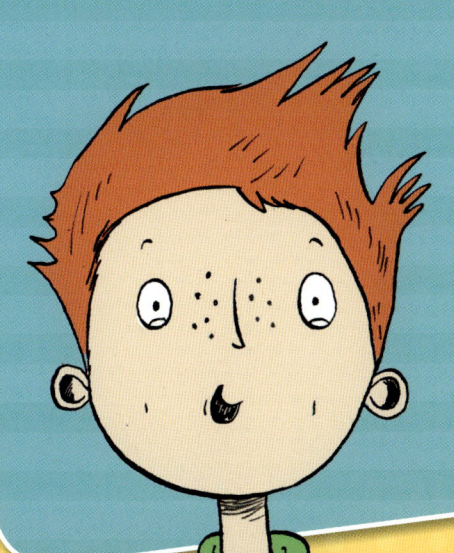

차례

사춘기란 무엇일까?	3
나이별로 보는 사춘기	4
호르몬이 하는 일?	6
키와 몸무게의 경주	8
굵고 낮아지는 목소리	10
얼룩덜룩해진 피부	12
온몸에 털이 나요	14
면도하는 기술	16
땀, 냄새, 개인위생	18
아래쪽의 변화	20
그 밖의 아래쪽 변화	22
처음 느끼는 감정	24
성관계에 관하여	26
아기가 생기는 것	28
자신감 키우기	30
심한 감정 변화	32
감정 돌보기	34
건강한 식습관	36
운동의 힘	38
사생활과 우리 몸	40
여자아이들의 사춘기	42
여자아이들도 고민이 많아요	44
더 알아보기	46

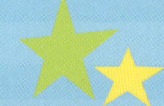

사춘기란 무엇일까?

앞으로 몇 년 동안 여러분의 몸은
보이는 부분이나 보이지 않는 부분에서 큰 변화가 생길 거예요!
이런 변화는 우리의 외모나 감정은 물론 생각에도 영향을 준답니다.
하지만 겁내지 마세요. 사춘기에 대해 잘 알수록 새로운 변화에
잘 대응할 수 있을 테니까요.

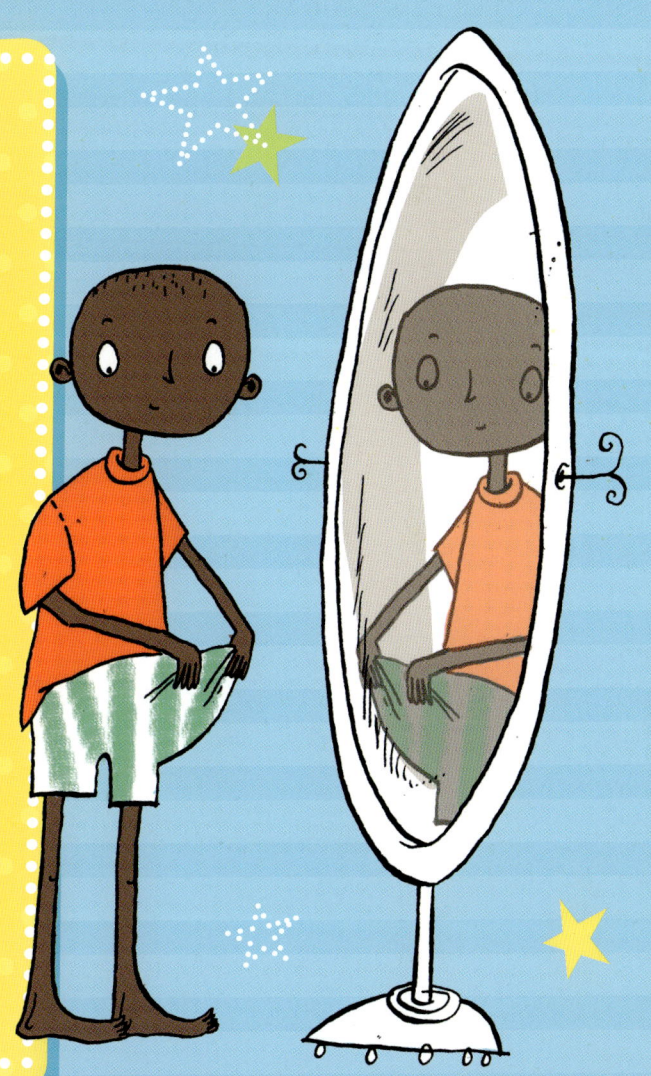

사춘기는 우리 몸이 남자아이에서 성숙한 남성으로 변해 가는 자연스러운 과정이에요. 한 살 한 살 나이를 먹을수록 키가 자라고, 체격이 커지며, 근육도 발달하지요. 또 목소리가 변하고 몸털도 많아진답니다.

사춘기는 왜 겪게 될까요? 단순히 어른의 몸이 되려는 과정일까요? 물론 그런 이유도 있지만 다른 이유도 있어요. 우리가 어른이 됐을 때 아기를 낳기로 마음먹을 수 있잖아요? 그때를 대비해서 몸이 미리 준비하는 것이랍니다.

변화하는 내 모습을 보고 당황스럽거나 부끄러울 수 있어요. 하지만 꼭 기억하세요. 사춘기는 아주 정상적이고 자연스러운 과정이랍니다.

나이별로 보는 사춘기

우리 몸은 자기 자신만의 성장 시계를 갖고 있어요.
그래서 몸이 변화할 준비가 되면 사춘기도 저절로 시작된답니다.
보통 언제, 어떤 변화가 생길까요?

10
보통 10살이 되기 전에는 사춘기가 시작되지 않아요.

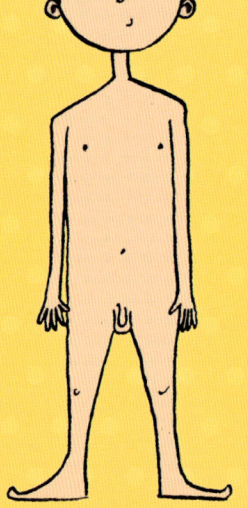

11-12
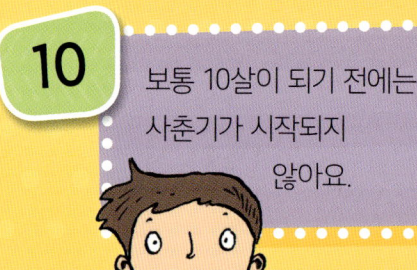

사춘기가 시작되면 음낭과 음경, 고환이 커져요. 아니면 뭔가 평소와는 조금 다른 느낌이 들 수도 있어요.

12-13
새로운 생각과 새로운 감정이 생겨요. 몸 여기저기에 털이 자라기 시작해요.

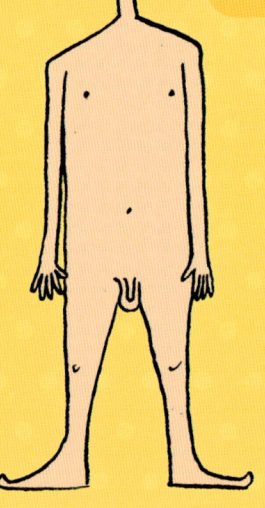

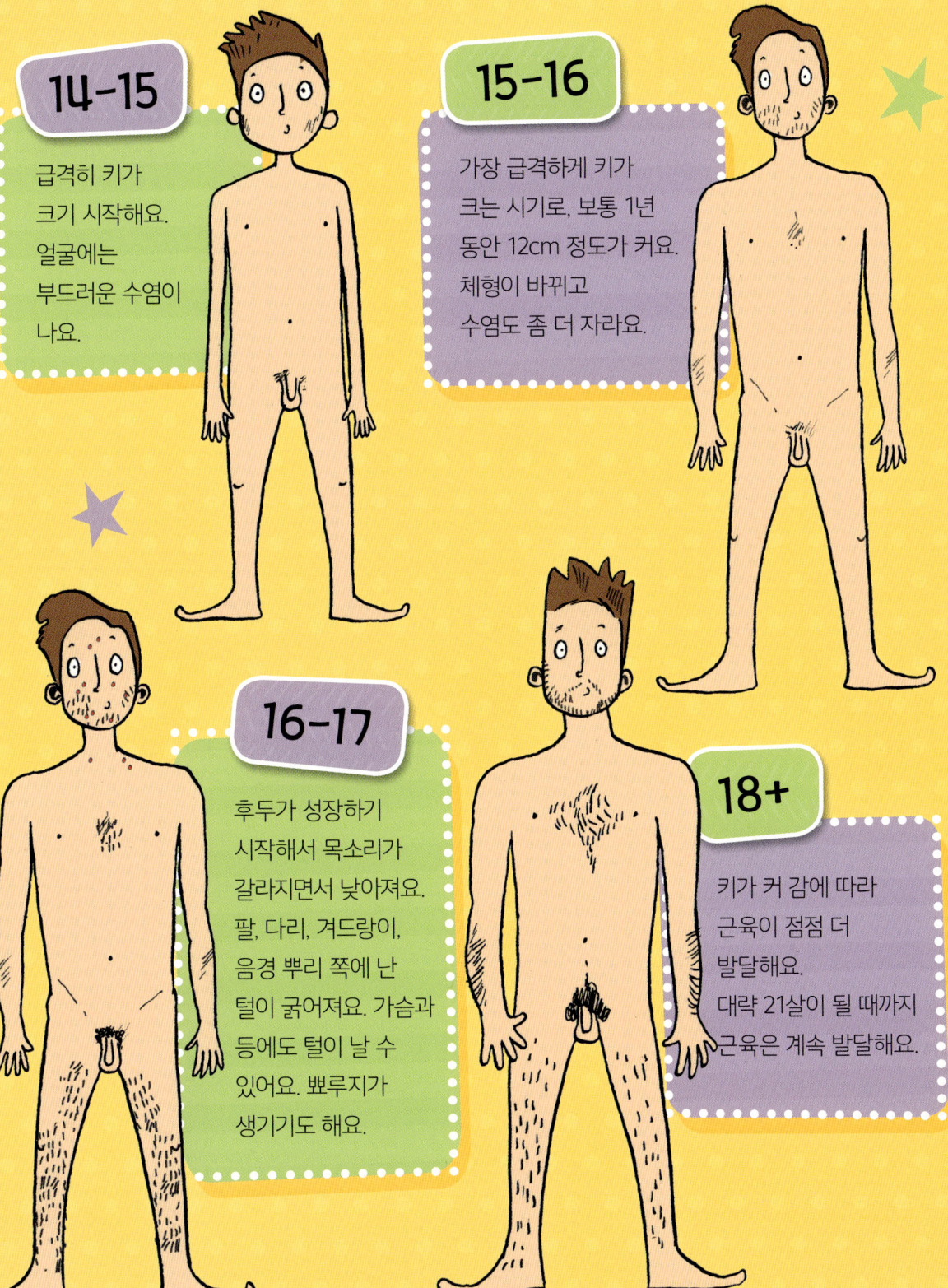

호르몬이 하는 일?

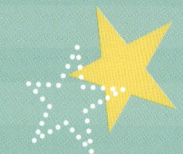

사춘기를 겪는 모습은 사람마다 다 달라요. 하지만 공통점도 있지요.
바로 사춘기가 뇌에서부터 시작된다는 사실이에요.

호르몬은 우리 몸속의 피를 타고 돌아다니며 변화를 일으키는 심부름꾼이에요.
12살쯤 되면 우리 뇌에서는 생식샘 자극 호르몬 분비 호르몬을 만들기 시작해요.
생식샘 자극 호르몬 분비 호르몬은 안드로겐과 테스토스테론이라는
남성 호르몬을 만들라는 명령을 고환에 전달하지요.
이렇게 만들어진 남성 호르몬 덕분에 사춘기가 되면 고환에서 정자라는
남성 성세포를 만들기 시작한답니다.

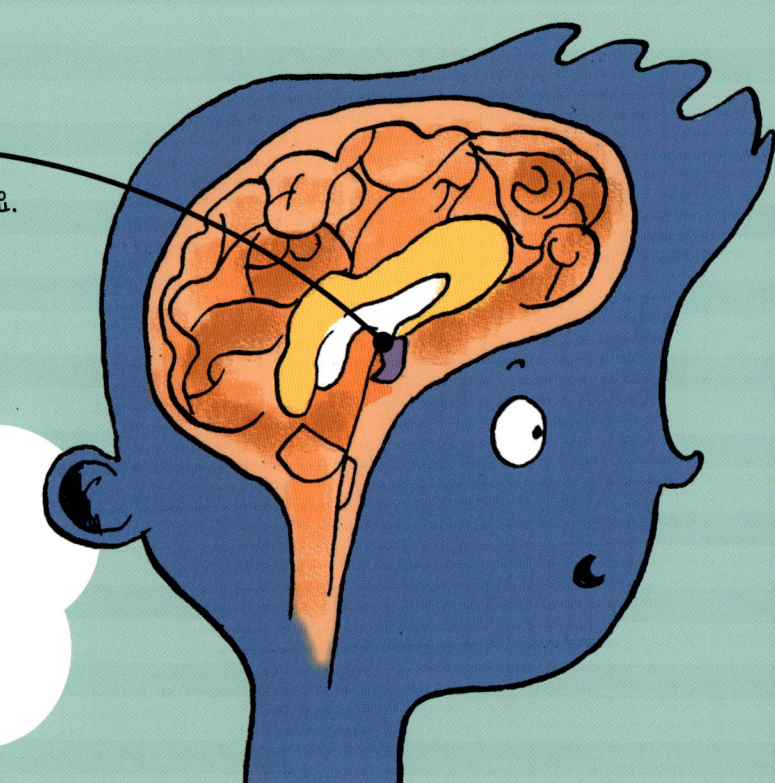

뇌의 시상하부에서는 생식샘 자극 호르몬 분비 호르몬이 만들어져요.

사실 남자와 여자 모두
남성 호르몬과 여성 호르몬을
동시에 갖고 있어요.
뭔가 이상한가요?
우리 몸은 원래 그렇답니다!

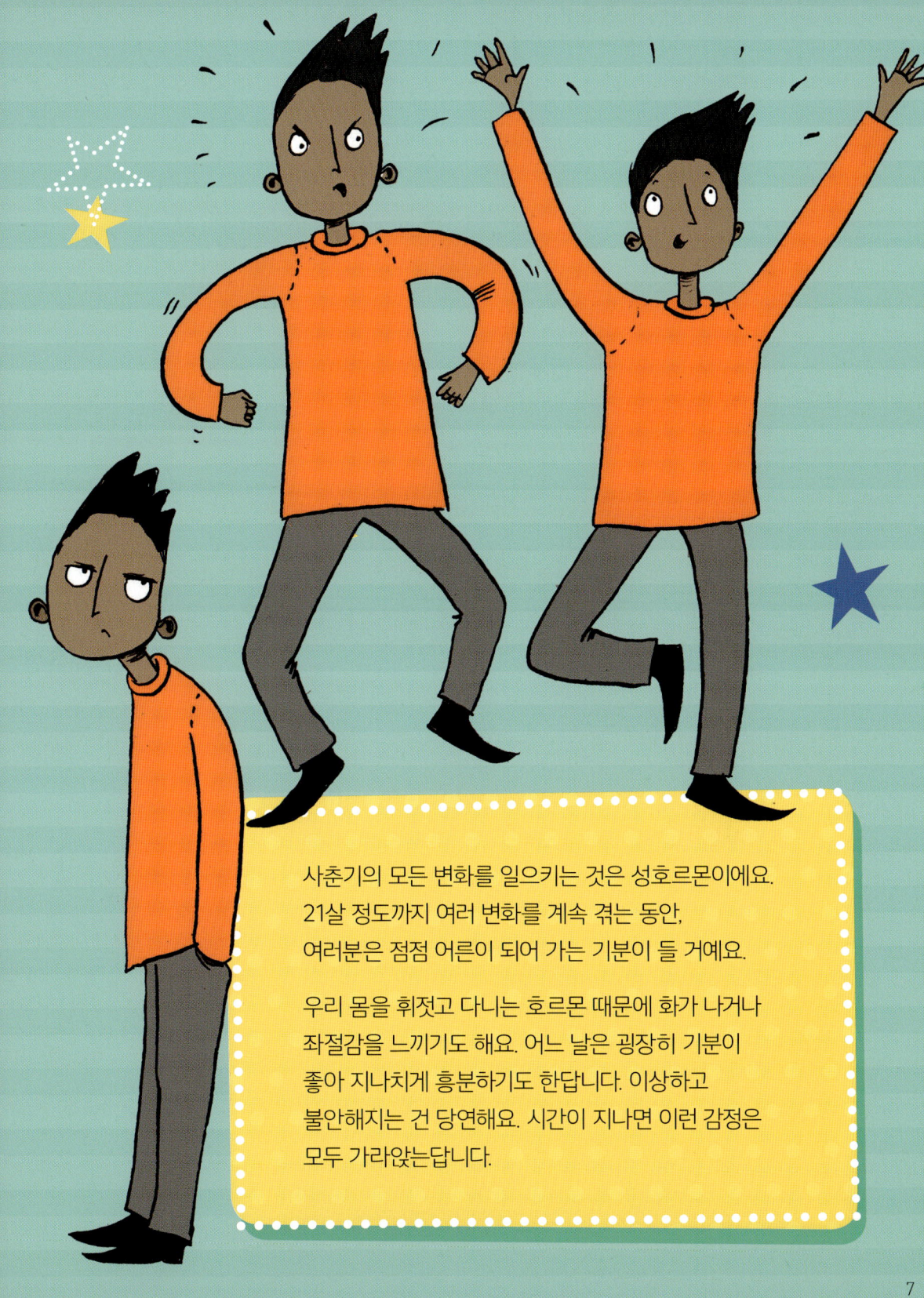

사춘기의 모든 변화를 일으키는 것은 성호르몬이에요.
21살 정도까지 여러 변화를 계속 겪는 동안,
여러분은 점점 어른이 되어 가는 기분이 들 거예요.

우리 몸을 휘젓고 다니는 호르몬 때문에 화가 나거나
좌절감을 느끼기도 해요. 어느 날은 굉장히 기분이
좋아 지나치게 흥분하기도 한답니다. 이상하고
불안해지는 건 당연해요. 시간이 지나면 이런 감정은
모두 가라앉는답니다.

키와 몸무게의 경주

친구들의 모습을 보면서 왜 나는 친구들과 다를까 하고 생각할 수 있어요.
하지만 사춘기가 시작될 때까지 조금만 더 기다려 보세요!

어떤 친구들은 13살쯤 되면 키가 크기 시작해요. 반면에 16살 정도까지 외모에 큰 변화가 없는 친구들도 있지요. 만약 남들보다 먼저 외모가 변하거나 혼자만 아무런 변화가 생기지 않는다면 신경 쓰일 수 있어요.
하지만 사춘기는 달리기 시합이 아니에요.
사춘기가 언제 시작되든 중요하지 않으니, 걱정 마세요.

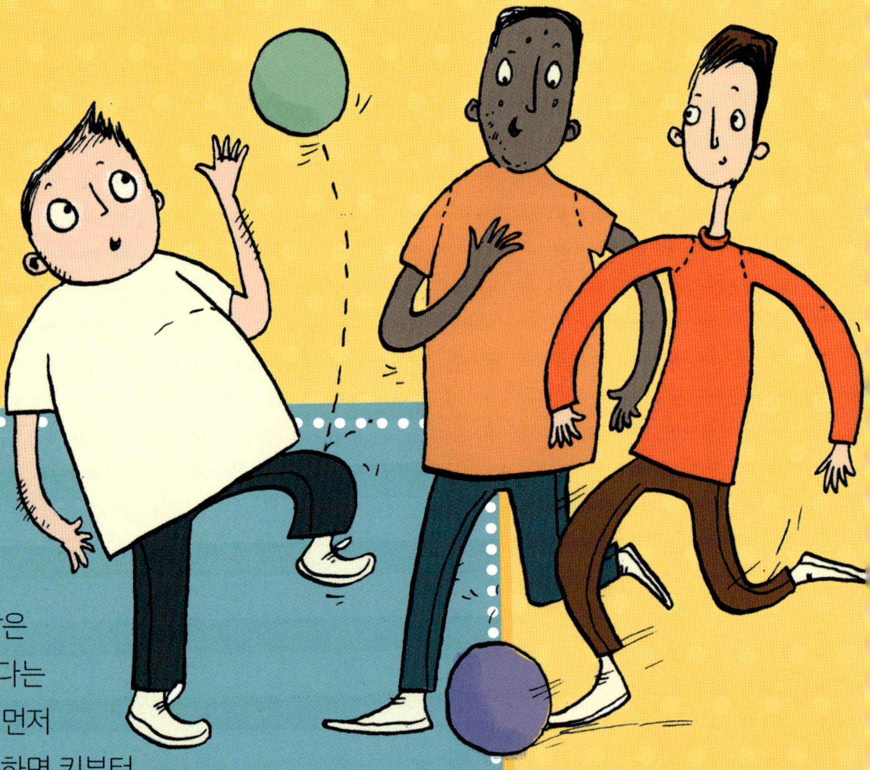

사춘기에는 우리 몸이 균형을 맞춰 성장하지 않아요. 몸의 모든 부분이 같은 속도로 자라지 않는다는 뜻이에요. 몸무게가 먼저 느는 친구가 있는가 하면 키부터 훌쩍 커 버리는 친구도 있지요. 발이 가장 먼저 커지는 친구도 있답니다.

예상할 수 있는 일

★ 키가 자라고 체격이 커져요. 사춘기 동안 25cm 정도 키가 큰답니다.

★ 근육이 점점 발달해요.

★ 상체 모습이 여자아이들과 달라지기 시작해요. 근육이 발달하면서 어깨가 넓어져요.

12살 정도가 되면 팔과 다리가 욱신욱신 쑤시는 '성장통'을 겪어요. 때로는 등에도 통증이 생긴답니다. 성장통은 아주 정상적인 현상이지만, 통증 때문에 힘들다면 부모님과 병원에 가서 상담해 보세요.

왜 가슴이 나오지?

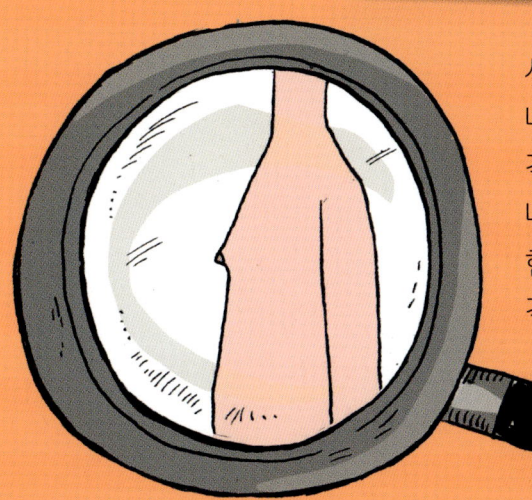

사춘기 때는 남자아이들 절반 정도가 가슴이 나와요. 하지만 여성의 가슴 발달과는 다르므로 걱정할 필요가 없어요! 남자아이들도 가슴이 나오는 것은 급격한 호르몬 분비 때문에 생기는 현상이에요. 시간이 지나면 사라지지만 계속 걱정된다면 병원에 가서 상담하는 것도 좋아요.

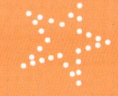

굵고 낮아지는 목소리

힘껏 목소리를 내 보세요. 사춘기의 또 다른 변화가 뚜렷이 느껴질 거예요!

목소리 변화는 보통 16살 정도에 시작돼요. 하지만 모든 사춘기 변화가 그렇듯이 조금 더 빠르거나 늦을 수도 있어요. 목소리가 낮고 굵어지면서 더 성숙한 소리가 나는데, 이것을 '변성기'라고 한답니다.

변성기에 관한 진실

★ 후두를 가로지르는 얇은 근육을 성대라고 해요. 고무줄처럼 생겼지요. 우리가 말을 하면 성대가 떨리면서 목소리가 나오는 것이랍니다.

★ 사춘기 전에는 작았던 성대가 점점 커지면서 목소리가 더 굵어진답니다.

★ 사춘기에는 얼굴도 자라요. 얼굴뼈가 자라면서 코와 목구멍 공간이 넓어지지요. 그래서 목소리가 더 커지는 것이랍니다.

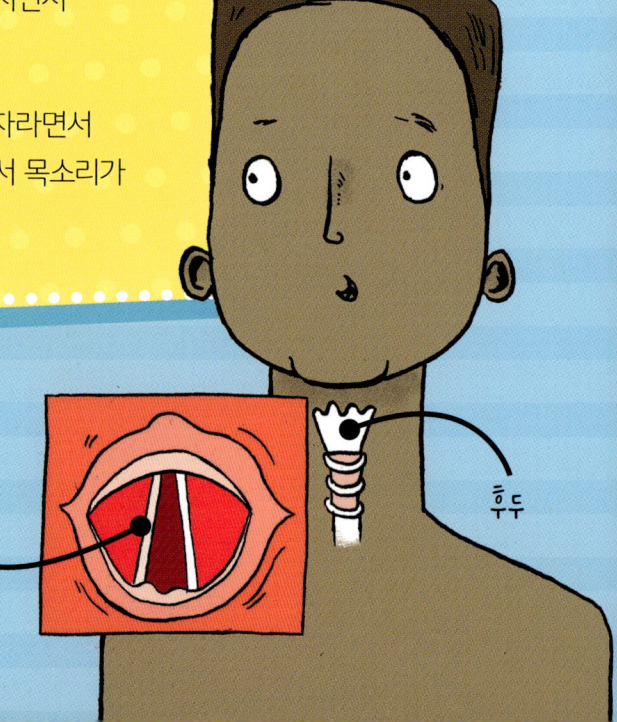

성대

후두

변성기에는 쉰 듯한 목소리가 나지만 실제로 목이 쉬는 것은 아니에요. 목소리가 변하는 데는 시간이 좀 걸릴 수 있어요. 후두가 점점 커지면서, 성대가 거기에 적응할 시간이 필요하니까요. 목소리가 괜찮을 때도 있고 떨리거나 쇳소리가 날 때도 있을 거예요. 또 가끔은 어른스러운 목소리가 나기도 한답니다.

목소리가 떨릴 땐 이렇게 해 보세요! 헛기침으로 목소리를 가다듬고 말해 보는 거예요. 아니면 침을 삼키고 몇 초 기다린 다음 말을 시작해 보세요.

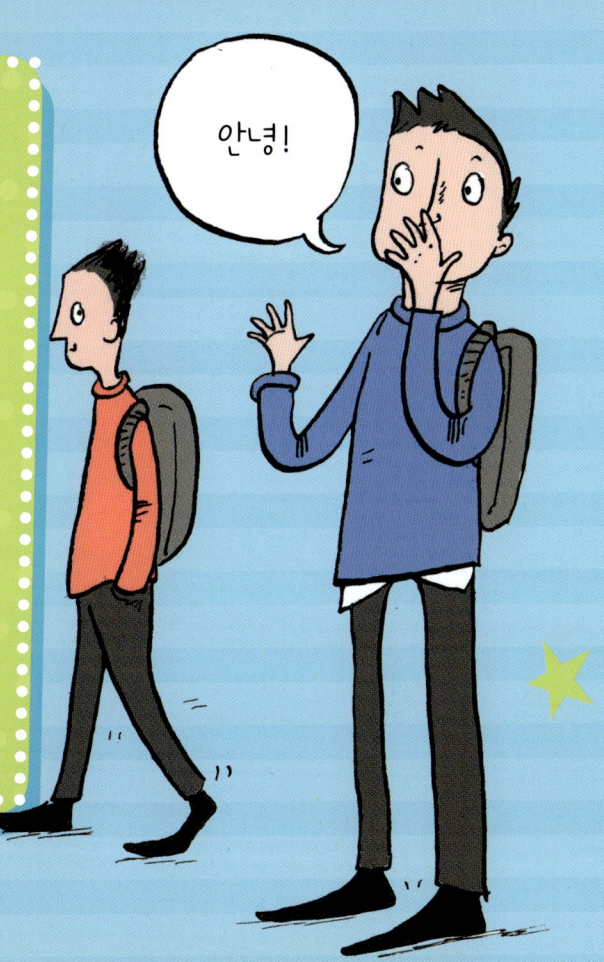

목에 생긴 이 덩어리는 뭐지?

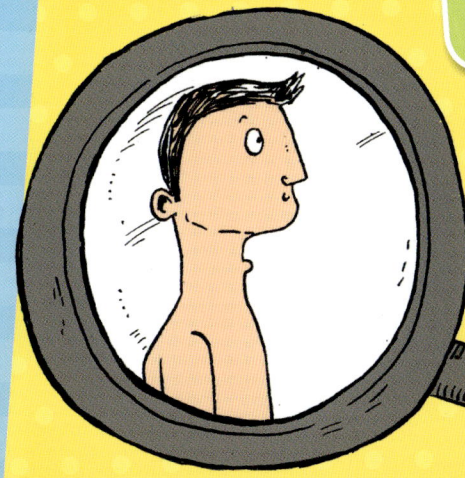

울대뼈라고 부르는 이 덩어리는 원래 몸에 있던 거예요. 본디 있던 것이 후두가 커지면서 목구멍 안에서 조금 기울어진 것뿐이랍니다. 나이가 들면서 더 도드라져 보이게 될 거예요.

얼룩덜룩해진 피부

뾰루지가 생길까 봐 걱정되나요? 하지만 뾰루지가 무엇인지, 그리고 어떻게 대처하면 좋을지 알고 나면 한결 마음이 편안해질 거예요.

염증, 여드름, 블랙헤드(코 주변에 지나치게 많이 분비된 피지가 모낭 안에 쌓인 채 산화하여 검게 변한 것-옮긴이)… 그게 무엇이든 뾰루지는 사춘기의 골칫거리일 수 있어요. 따라서 피부를 잘 관리하는 것도 사춘기에 해야 할 중요한 일이랍니다.

뾰루지는 안드로겐이라는 남성 호르몬 때문에 생겨요. 안드로겐은 피부 속에 있는 기름, 즉 피지의 분비를 조절하지요. 대개 피지는 피부를 부드럽게 유지해 줄 만큼 적당히 분비돼요. 그런데 사춘기에는 안드로겐의 양이 급격히 증가하기 때문에 기름샘에서 너무 많은 피지를 만들어 내요. 그래서 피부의 작은 구멍인 모공이 피지로 꽉 막혀 버리는 거예요. 모공이 막히면 얼굴에 여러 종류의 뾰루지가 생길 수 있어요. 피부밑에서 피지가 굳어 버려 블랙헤드가 생길 수 있고, 피지와 세균이 만나 붉은 종기가 생길 수도 있답니다.

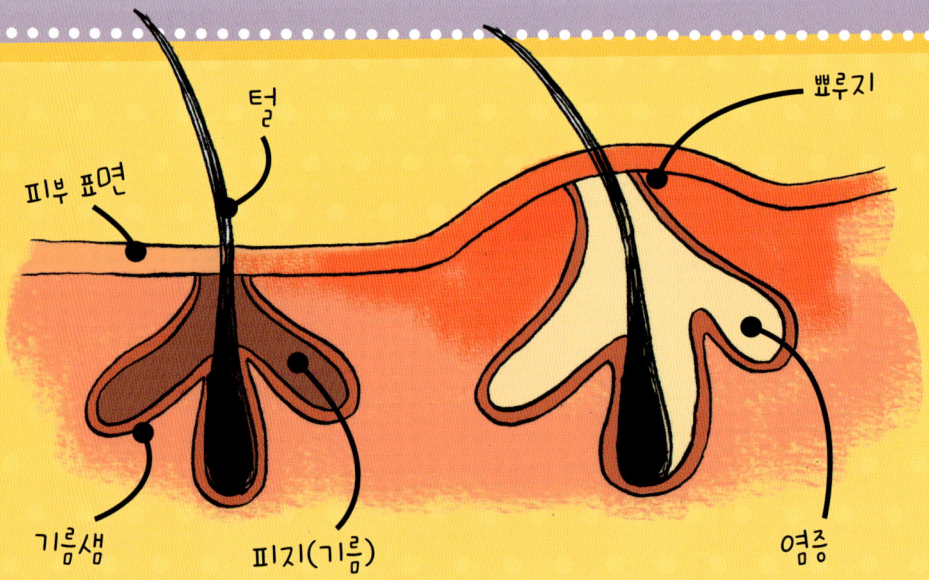

좋은 소식은 뾰루지가 생겼을 때 혼자 끙끙 앓을 필요가 없다는 거예요. 약국에는 뾰루지 치료제가 아주 많거든요. 만약 여드름이라 부르는 좀 더 강력한 피부 질환이 생겼다면 병원에 가서 전문적인 치료제를 처방받을 수도 있어요.

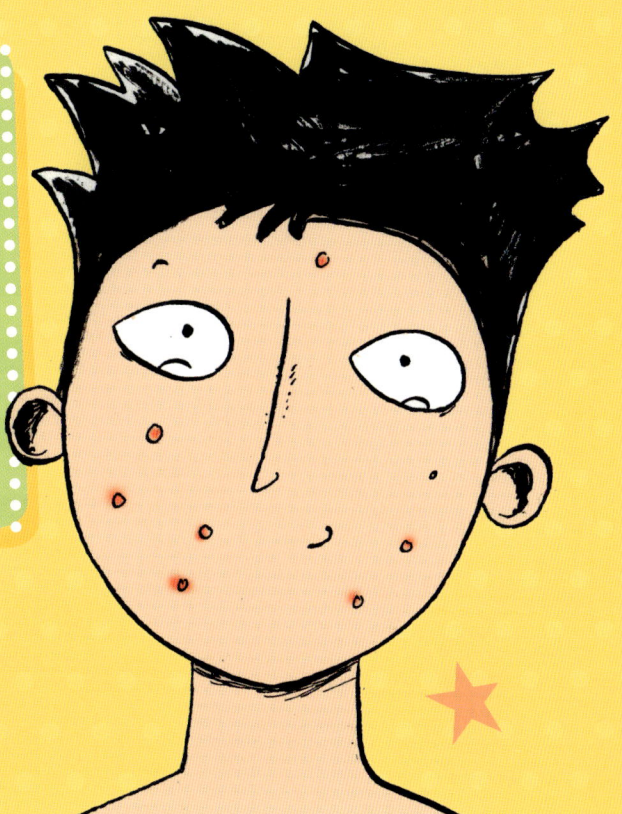

어째서 등에도 뾰루지가 날까?

사춘기에는 남성 호르몬인 테스토스테론 때문에 뾰루지가 더 심해지기도 해요. 특히 남자아이들은 목, 등 위쪽, 어깨, 가슴에도 뾰루지가 자주 생겨요. 조금 성가시긴 하지만 지극히 정상이에요. 이런 뾰루지는 피부 관리를 잘해 주면 해결된답니다.

온몸에 털이 나요

사춘기가 되면 몸의 새로운 곳에 털이 나서 깜짝 놀랄지도 몰라요.

매끈하던 피부에도 서서히 털이 나기 시작해요. 몸털은 많은 사람에게 사춘기가 시작됐음을 알려 주는 신호탄이에요. 보통 12살쯤이면 털이 나기 시작한답니다.

음경 주위인 음부에 난 털은 아랫배 위쪽을 향해 자란답니다. 또 겨드랑이와 가슴에도 털이 나요. 어깨와 등에 날 수도 있지요. 다리와 팔에 있는 털은 점점 굵어지고 색이 짙어지면서 양도 많아진답니다.

내 마음대로 몸털이 더 적게 또는 더 많이 나게 할 수는 없어요. 그건 개인의 체질에 따라 정해지는 것이니까요.

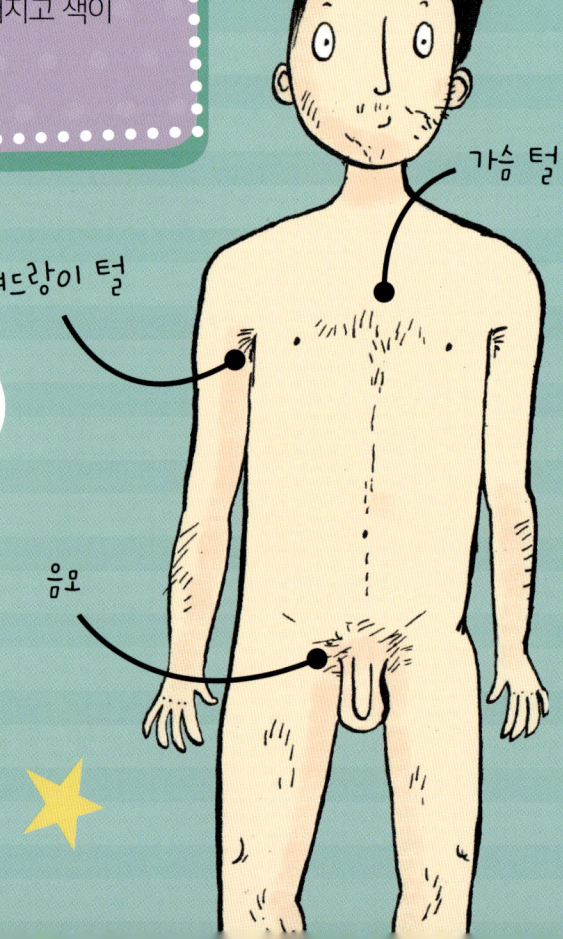

가슴 털

겨드랑이 털

음모

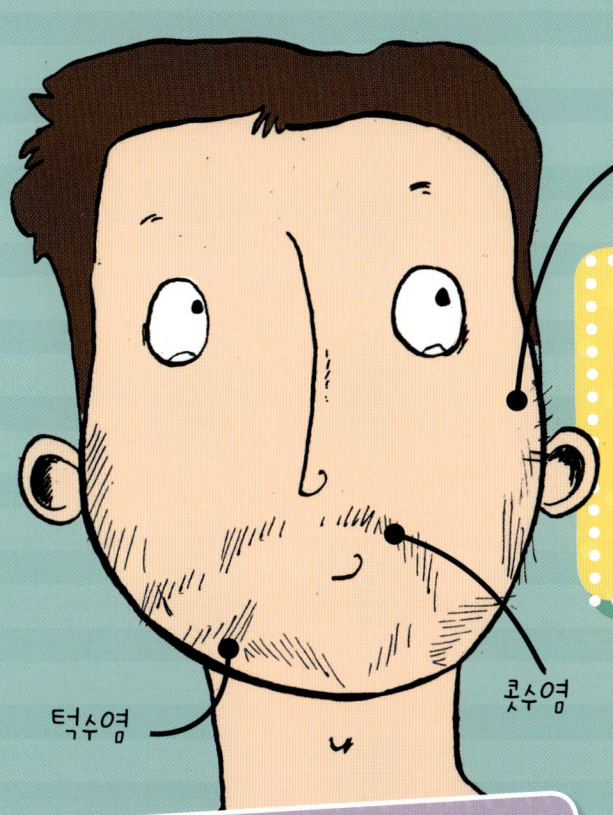

구레나룻

수염은 대략 14살이나 15살에 나기 시작해요. 처음에는 윗입술 근처에서 콧수염이 자라기 시작해요. 그런 다음 얼굴 양쪽에 구레나룻이 자라고 볼과 턱에도 수염이 자란답니다.

턱수염

콧수염

몸털에 관한 진실

★ 몸털, 특히 음모 색깔은 머리카락과 다를 수 있어요. 수염과 머리카락 색깔이 서로 다른 사람도 있답니다.

★ 몸털은 머리카락처럼 계속해서 자라지는 않아요.

★ 몸털의 색깔과 두께는 민족적 배경, 즉 우리 가족이 어느 민족인지에 따라 달라요.

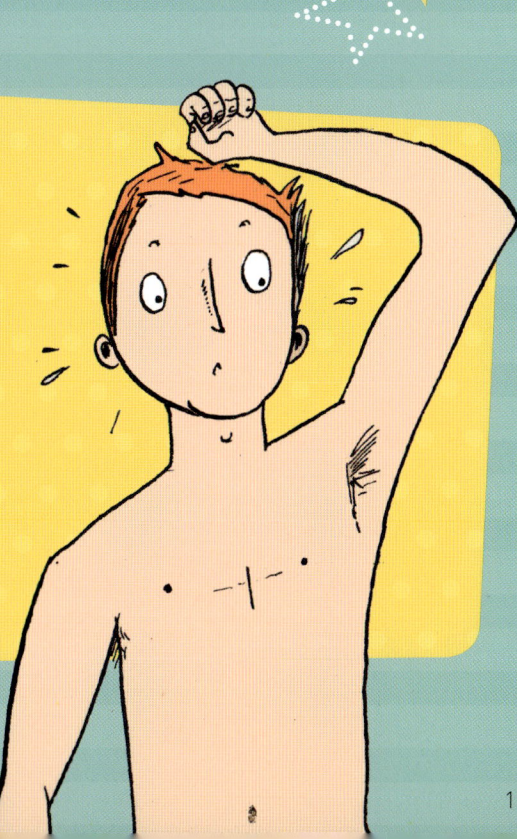

면도하는 기술

처음에는 부드러운 수염이 드문드문 나기 시작해요.
수염이 군데군데 자라는 사람도 있고 금세 빽빽이 자라는 사람도 있답니다.

면도를 시작할지 말지, 언제부터 할지는 여러분 마음에 달렸어요.
수염이 자라도 신경 쓰지 않고, 오랫동안 수염을 내버려 두는 사람도 있어요.
또 턱수염을 일부러 기르는 사람도 있는 반면 수염이 싫어서
부지런히 면도하는 사람도 있지요.

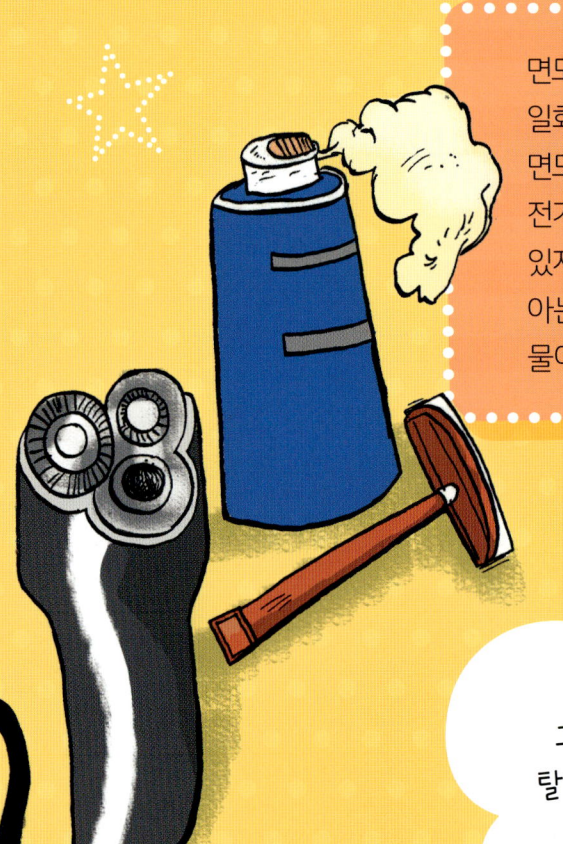

면도는 어떻게 할까요? 보통은 전기면도기나 일회용 면도기를 사용해서 수염을 깎아요. 일회용 면도기를 쓰려면 물과 면도 거품이 필요한데, 전기면도기를 쓸 때보다 수염을 더 바짝 깎을 수 있지요. 하지만 사용법이 좀 까다롭답니다. 아빠나 아는 어른에게 면도하는 방법과 주의 사항을 물어보도록 하세요.

면도를 하다 보면 얼굴을 베일 수 있어요.
그럴 땐 반드시 상처 부위를 물로 씻은 다음,
탈지면을 대고 꾹꾹 눌러서 피가 멈추게 하세요.
그리고 상처가 감염되지 않도록
소독약으로 관리해 주세요.

면도를 해도 시간이 지나면 수염이 다시 자라요. 매끈한 피부를 원한다면 까칠하게 자란 수염을 또 면도해야 하지요. 처음에는 수염이 다시 자라는 데 일주일 정도 걸리지만, 나중에는 금방 다시 자라서 날마다 면도하게 된답니다.

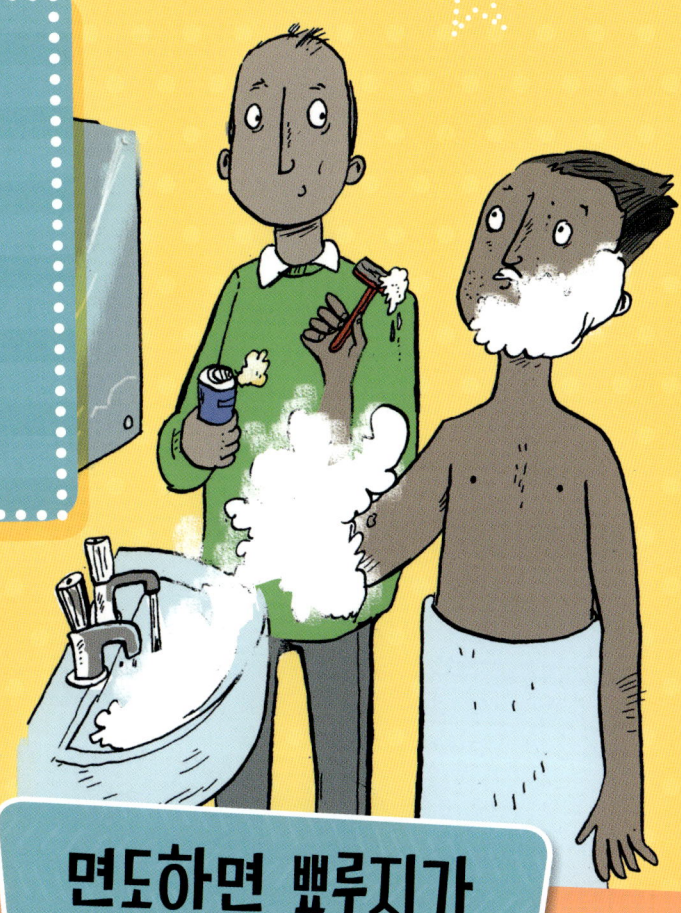

면도하면 뾰루지가 더 심해질까?

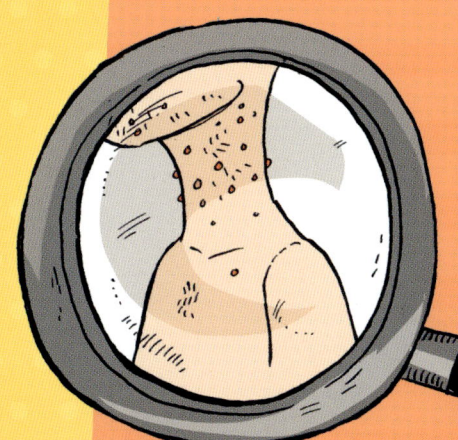

면도를 하면 피부가 따갑거나 뾰루지가 더 잘 생길지도 몰라요. 만약 뾰루지가 있다면 전기면도기나 안전면도기(양날 면도날을 사용하는 수동식 금속 면도기-옮긴이)를 쓰는 것이 가장 좋답니다. 다중 날 면도기는 피부가 심하게 따끔거릴 수 있으니까 쓰지 않는 것이 좋아요.

땀, 냄새, 개인위생

땀내를 방지하는 방법만 알고 있다면 걱정할 것이 없어요!

사춘기에는 땀이 많이 나요. 긴장했을 때, 당황했을 때, 걸어 다닐 때, 심지어 잠잘 때도 땀이 난답니다.

땀에는 아무런 문제가 없어요. 우리 몸의 열을 식히려면 땀이 필요하거든요. 하지만 땀이 피부에 숨어 있는 세균과 만나면 냄새가 나기 시작해요. 그래서 잘 씻지 않으면 몸에서 흔히 땀내(암내)라고 부르는 냄새가 난답니다.

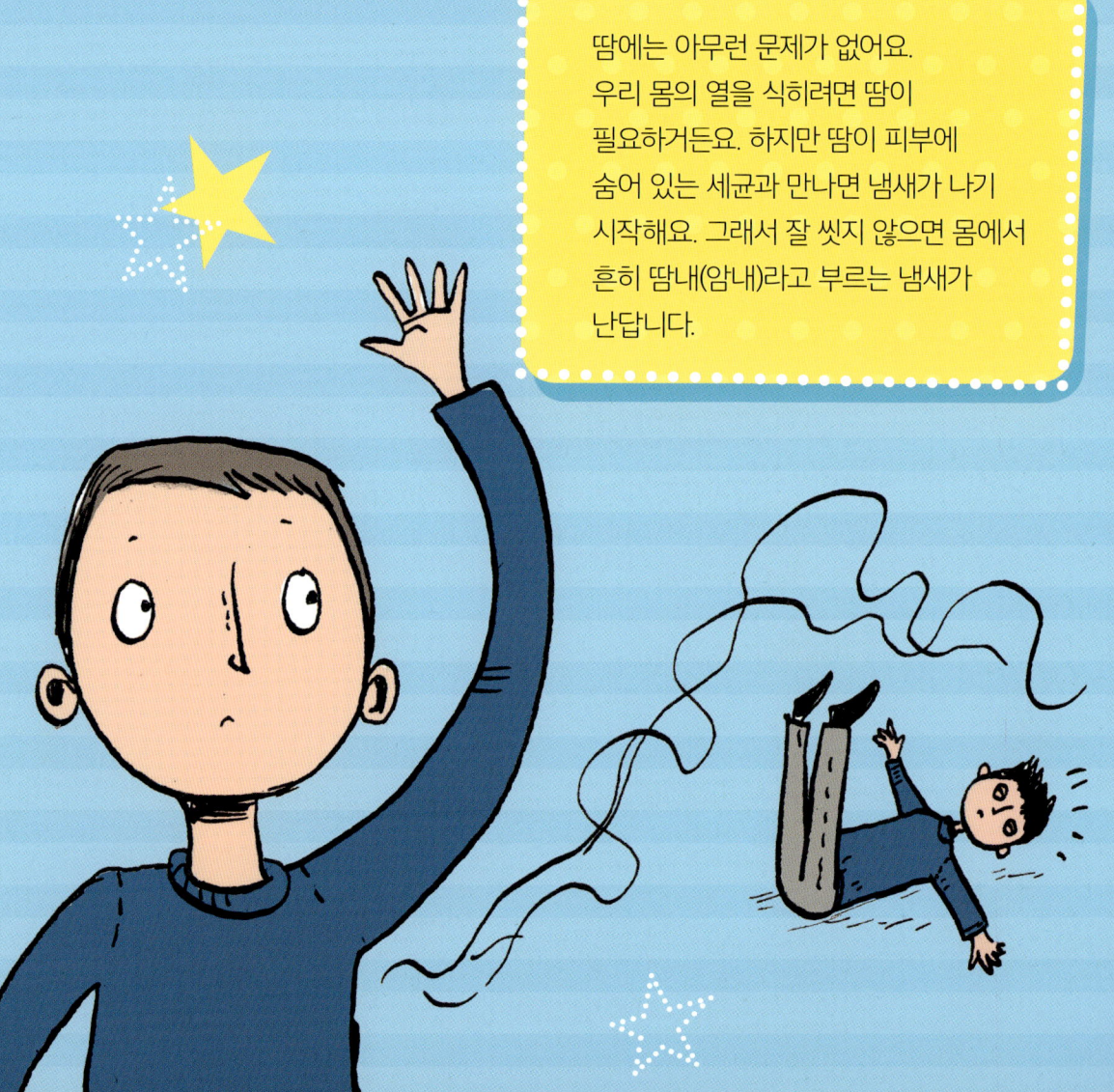

날마다 비누로 샤워하기, 땀을 줄여 주는 땀 억제제나 방취제 사용하기, 매일 깨끗한 옷과 속옷으로 갈아입기, 이 세 가지가 땀내를 방지하는 가장 좋은 방법이랍니다.

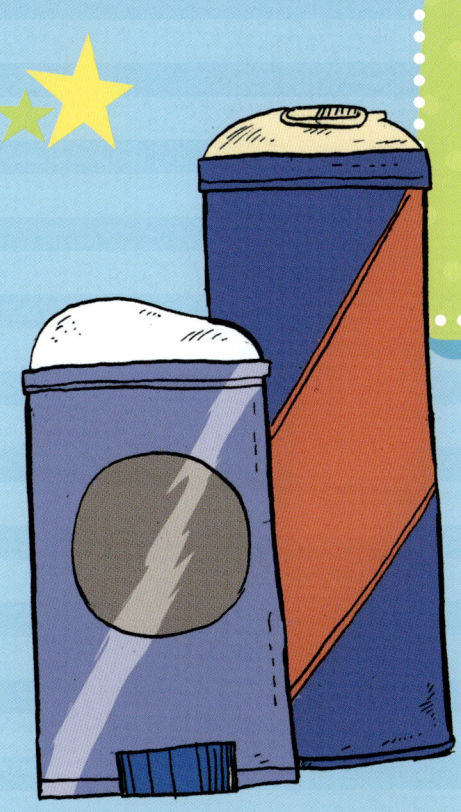

사춘기에 땀이 너무 많이 나서 일반적인 땀 억제제가 소용없는 사람도 있어요. 하지만 걱정하지 않아도 돼요. 병원에 가면 더 강력한 땀 억제제를 처방받을 수 있답니다.

어째서 아래쪽에서 냄새가 날까?

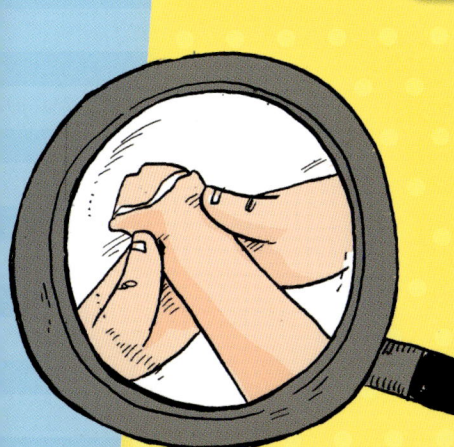

사춘기가 되면 음경에서 나오는 크림 같은 물질이 생식기에 생기기 시작해요. 포경 수술을 하지 않아 포피가 귀두를 감싸고 있는 친구들이라면, 이 물질이 포피와 귀두 사이에 모여 냄새가 날 수 있어요. 그러니까 포피 안쪽을 자주 씻어 줘야 한답니다. 하지만 매우 민감한 곳이니 물과 순한 비누로만 씻도록 하세요.

아래쪽의 변화

사춘기 동안 다리 사이에서는 아주 큰 변화가 일어나요. 물론 하루아침에 몸이 바뀌는 건 아니지만요.

생식기는 사춘기가 시작될 때부터 성장하고 점점 성숙해져요. 그러면서 아기를 만들 수 있는 정자를 생산하기 시작하지요. 어른이 되어 아기를 원할 때를 대비해서 말이에요.

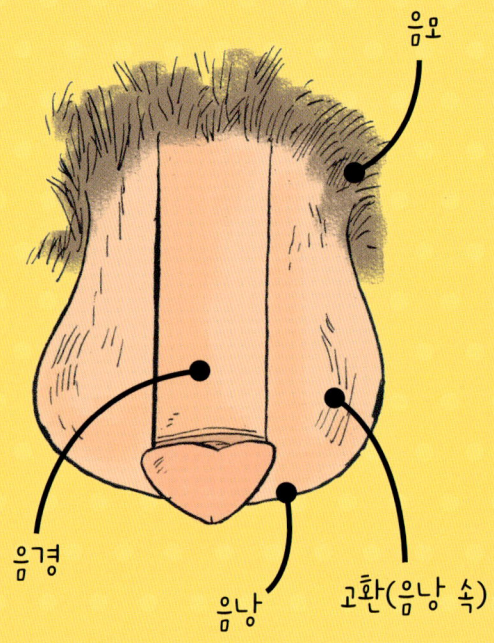

음낭

고환을 담고 있는 음낭은 크고 길쭉해지면서 색깔이 진해져요. 음낭 피부가 느슨하고 헐렁해지면서 음낭이 아래쪽으로 잘 늘어나지요. 왜 그럴까요? 고환에서 만들어진 남성 생식 세포인 정자한테는 우리의 체온이 너무 높기 때문이랍니다. 그래서 추울 때는 고환이 따뜻한 몸 쪽으로 가까워지고 늘어졌던 음낭이 줄어들게 되지요.

생식기를 가리키는 말 중에는 이상한 것도 많아요. 어른들은 음경을 고추라고 부르기도 하지요. 고환을 불알이나 생식샘으로 부르기도 한답니다.

음낭 속 고환

뇌에서부터 사춘기가 되었다는 신호를 받으면 고환은 변화하고 성장하기 시작해요. 어느 정도 자라고 나면 고환은 정자를 만들어 내지요. 정자의 수명은 며칠밖에 안 되기 때문에 고환에서는 늘 새로운 정자를 만들어 낸답니다.

음모

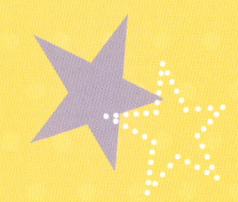

음모는 음경 뿌리 주변에서 자라기 시작해 허벅지 방향으로 점점 번져요. 일부는 배 쪽을 향해 뻗어 나갈 수도 있어요. 처음에는 아주 부드러운 털이 갈수록 구불거리고 색도 진해진답니다.

왜 한쪽 고환이 더 처진 거지?

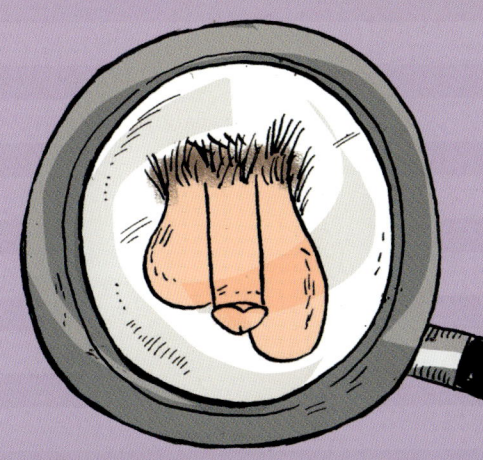

한쪽 고환(보통 왼쪽)이 더 아래로 처졌어도 걱정할 필요 없어요. 정상이에요.
이런 모양이기 때문에 달릴 때 양쪽 고환이 서로 부딪히지 않는답니다.

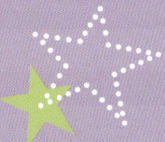

그 밖의 아래쪽 변화

사춘기에는 음경 모양이 달라지고 새로운 역할을 하기 시작해요!

사춘기 변화가 모두 그렇듯이 음경도 각자의 몸에 맞춰 변화해요.
내 친구들이 변화한 모습은 나와 같을 수도 있고 다를 수도 있답니다.

정액

고환이 1년 정도 성장하면 음경에서 새로운 경험을 할 수 있어요. 성적으로 흥분하여 음경이 단단해질 때, 즉 발기했을 때 경험하는 '사정'이에요. 발기 상태에서 점점 더 흥분하면 음경에서 근육의 움직임이 느껴지고, 정액이 뿜어져 나와요. 이 과정을 바로 사정이라고 한답니다. 정액은 끈적한 형태의 액체로, 정자가 들어 있어요.

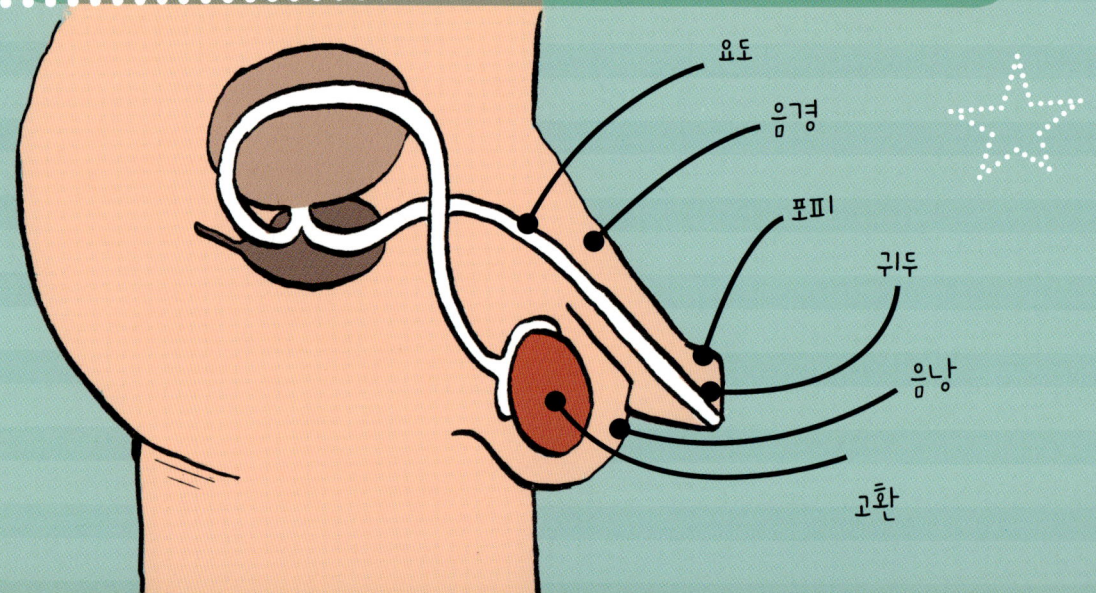

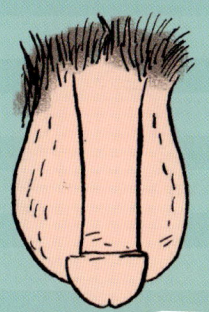 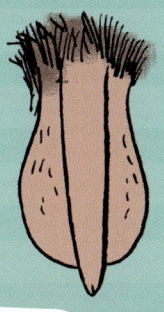 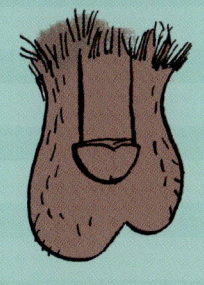 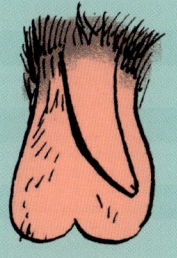 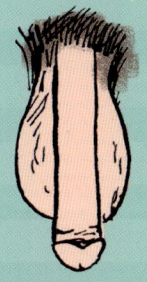

포피

음경 끝을 덮고 있는 피부예요. 음경의 머리, 즉 귀두를 보호하는 역할을 하지요. 사춘기 동안 점점 커진답니다.

남자는 모두 포피를 지니고 태어나요. 하지만 종교적이나 의학적 이유로 포피를 제거하는 수술을 하기도 해요. 그런데 이것은 위생과 관련 있지는 않아요.

음경의 크기

고환에서 만들어지는 테스토스테론 때문에 음경의 길이와 지름이 늘어나요. 길이는 많이 성장하지 않지만, 둘레가 늘어나지요. 귀두도 점점 커진답니다.

자신의 음경 크기 때문에 걱정하는 남자아이들이 많아요. 걱정하지 마세요. 음경이 유연하게 처져 있을 때의 크기와 발기했을 때의 크기는 달라요. 음경의 크기는 그 기능에 전혀 영향을 주지 않는답니다.

오돌토돌한 이 돌기는 뭐지?

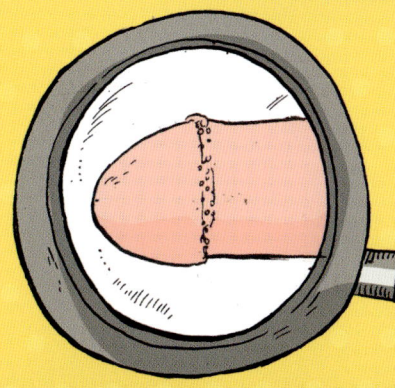

남자아이들 셋 중 하나는 음경에 돌기가 있어요. 이것을 음경 구진이라고 해요. 해롭지 않을 뿐더러 눈에 잘 띄지도 않으니 걱정할 필요 없어요.

처음 느끼는 감정

사춘기에는 흥미롭고 재미있는 변화가 많지만
우리를 깜짝 놀라게 하는 것도 있어요.

바로 성에 관한 관심이랍니다.
이는 지극히 정상적인 일이므로 전혀 걱정할 필요 없어요.

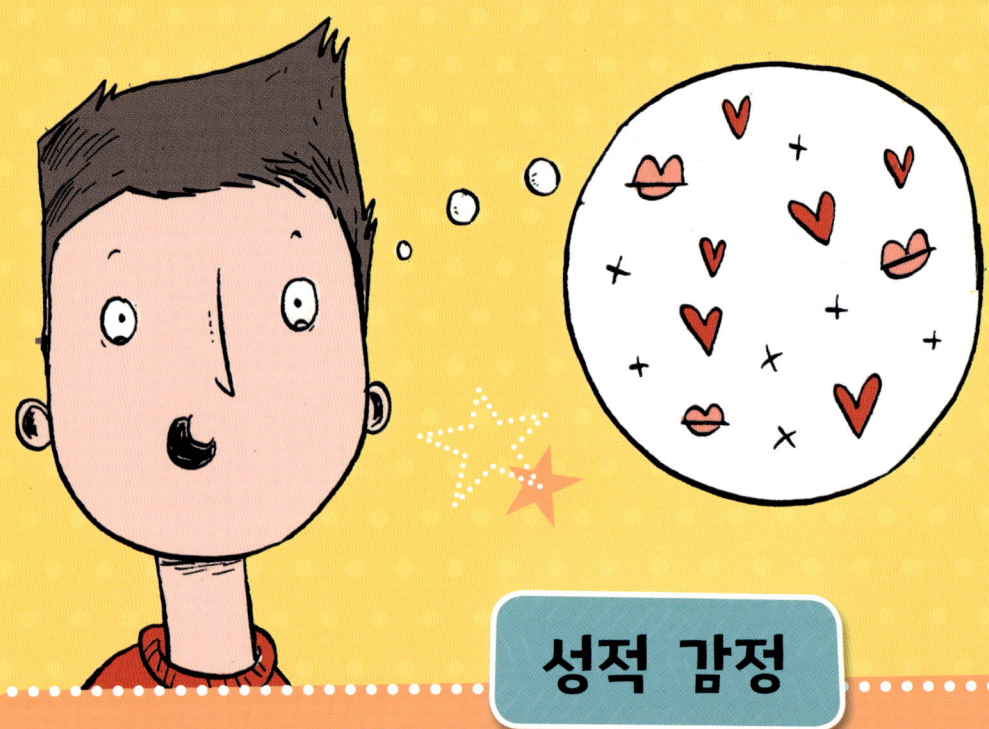

성적 감정

사춘기가 되면 지금까지 별로 관심 없었던 누군가에게 마음이 끌리기도 해요. 같은 동네에 사는 친구일 수도 있고 평소 부러워하던 친구일 수도 있어요. 그리고 누군가와 입맞춤이나 포옹을 하는 장면을 상상하기도 한답니다.
이런 상상은 새로운 감정을 탐구하는 안전한 방법이에요. 하지만 스스로 준비되기 전까지는 누구도 나에게 데이트나 입맞춤을 강요할 수 없어요. 물론 다른 사람에게 전혀 마음이 끌리지 않는 사람도 있지요. 이 역시 정상이니 걱정하지 마세요.

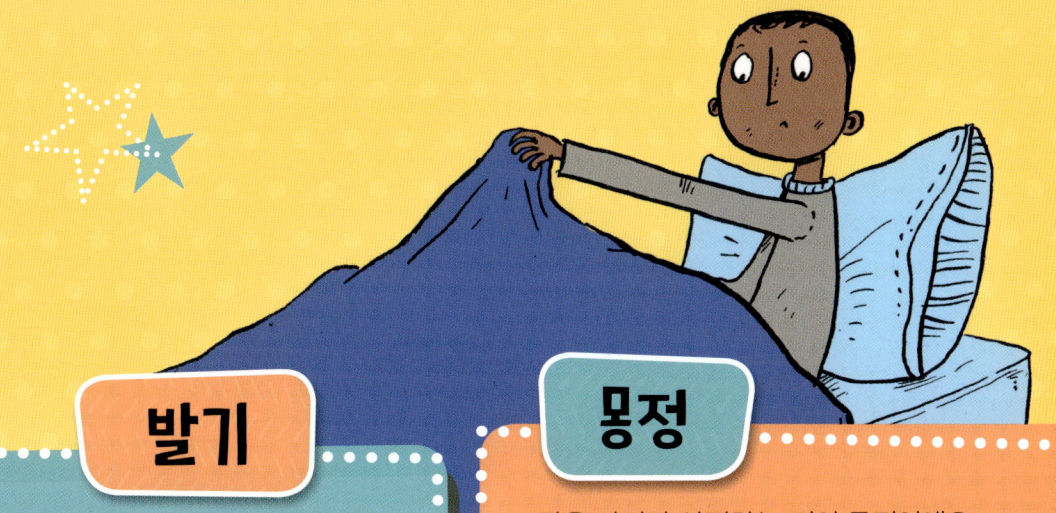

발기

발기는 아주 어린 나이에 시작돼요. 아마 여러분은 이미 몇 차례 발기를 경험했을 거예요. 사춘기에는 더 자주 발기한답니다. 새로운 성적 감정이나 자극적인 상황 때문에 발기하는 때가 많지만, 가끔은 아무 이유 없이 하기도 해요.

몽정

잠을 자다가 사정하는 것이 몽정이에요. 왜 몽정을 잠결에 하는 걸까요? 성관계와 관련된 꿈을 꾸었기 때문이랍니다. 몽정은 남자라면 겪는 일이니까 부끄러워하지 마세요. 나이가 들면서 자연스럽게 멈출 거예요. 하지만 그전까지는 어떻게 해야 할까요? 만약 몽정했다면, 정액을 닦아 낸 뒤 샤워하고 이불이나 침대 시트, 속옷과 잠옷을 세탁기에 넣으면 돼요.

왜 갑자기 발기하는 걸까?

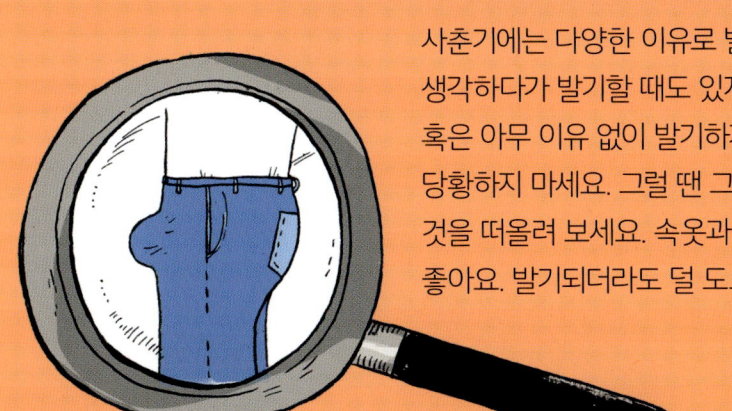

사춘기에는 다양한 이유로 발기를 한답니다. 성관계를 생각하다가 발기할 때도 있지만 단순히 몸의 움직임 때문에 혹은 아무 이유 없이 발기하기도 해요. 그러니까 너무 당황하지 마세요. 그럴 땐 그냥 잠시 앉아서 내가 싫어하는 것을 떠올려 보세요. 속옷과 바지를 헐렁하게 입는 것도 좋아요. 발기되더라도 덜 도드라져 보일 테니까요.

성관계에 관하여

언젠가 아기를 낳을 것에 대비해서 우리 몸이 준비하는 시기가 바로 사춘기예요.
자녀를 낳을지 말지는 훗날 결정할 일이지만, 일단 우리 몸은 준비한답니다.

우리 몸이 아기를 가질 준비를 한다지만, 지금의 우리에게는 너무 먼 얘기일 거예요!
그러나 성관계가 무엇인지, 또 아기가 어떻게 생기는지는 꼭 알아 두어야 해요.
그래야만 우리 몸에서 생기는 여러 변화를 이해할 수 있을 테니까요.

성관계와 관련한 대화를 하거나 그런 말을 꺼내는 것조차 당혹스러워하는 사람이 많아요. 하지만 성관계는 서로 사랑하고 아끼는 성인들이 하는 정상적인 행동이랍니다.

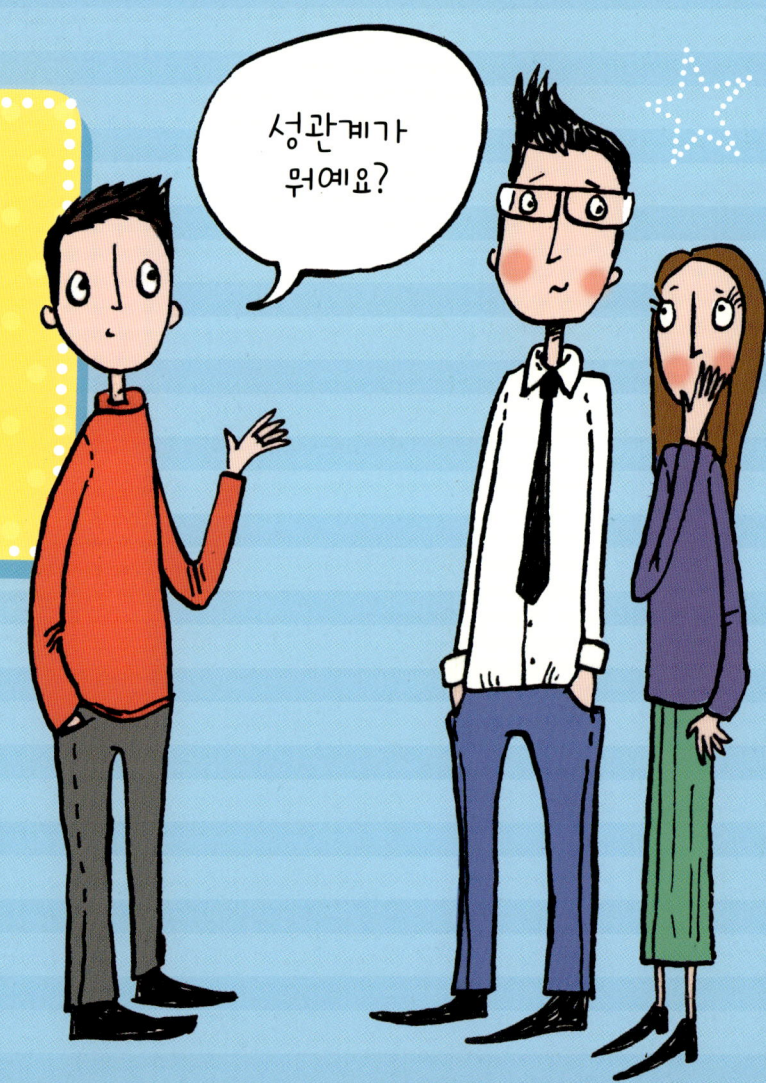

성관계가 뭐예요?

성관계를 하는 동안 두 사람은 입을 맞추고, 껴안으면서 성적 흥분을 느끼게 돼요. 남자가 성적 흥분을 느끼면 음경이 단단해지는데, 이것을 발기라고 한답니다. 반면 여자는 질에서 미끈거리는 액체가 분비돼요.

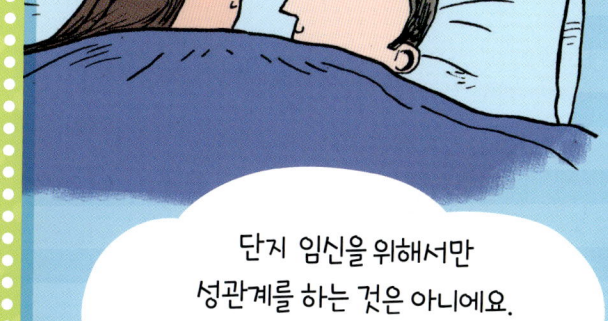

성인 남자와 성인 여자가 성관계할 때 남자의 음경이 여자의 질로 들어가요. 남자가 성적 흥분을 가장 크게 느낄 때 몸에서 소량의 액체가 분비되는데, 이를 정액이라 하고, 정액이 분비되는 것을 사정이라고 한답니다. 정액에는 남성 생식 세포인 정자가 수백만 개나 들어 있어요. 정자들은 난자에 도달하기 위해 여성의 몸 안으로 헤엄쳐 들어가요.

단지 임신을 위해서만 성관계를 하는 것은 아니에요. 성관계는 성인 남녀가 서로의 사랑과 애정을 표현하고 행복한 기분을 함께하는 방법이기도 해요. 그리고 아기가 생기지 않게 성관계를 할 수 있는 방법도 있어요.

왠지 기분 나쁘고 어색하다면?

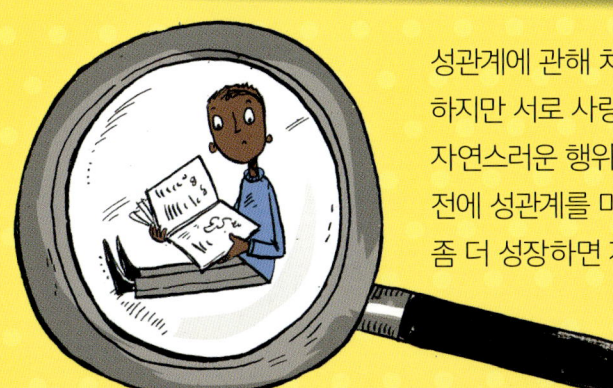

성관계에 관해 처음 들으면 조금은 충격적일 수 있어요. 하지만 서로 사랑하는 성인들 사이에서는 정상적이고 자연스러운 행위랍니다. 그렇지만 몸과 마음이 준비되기 전에 성관계를 미리 생각할 필요는 없어요. 좀 더 성장하면 자연스럽게 받아들일 거예요.

아기가 생기는 것

아기가 생기려면 남자의 몸에서 나온 정자가
여자의 몸에서 나온 난자와 만나 결합해야 해요.

아기가 생기는 것은 알 수 없는 신비로 가득한 일이에요.
아기가 생길 때 우리 몸에서 어떤 일이 벌어지는지 알아 두는 것은 매우 중요하답니다.

아기는 어떻게 생길까?

성관계 후에 남성의 정자와 여성의 난자가 만나 결합하는 것을 수정이라고 해요. 수정된 난자는 배아라고 하지요. 배아는 여성의 몸속에 있는 자궁, 즉 아기집에 자리를 잡는답니다.

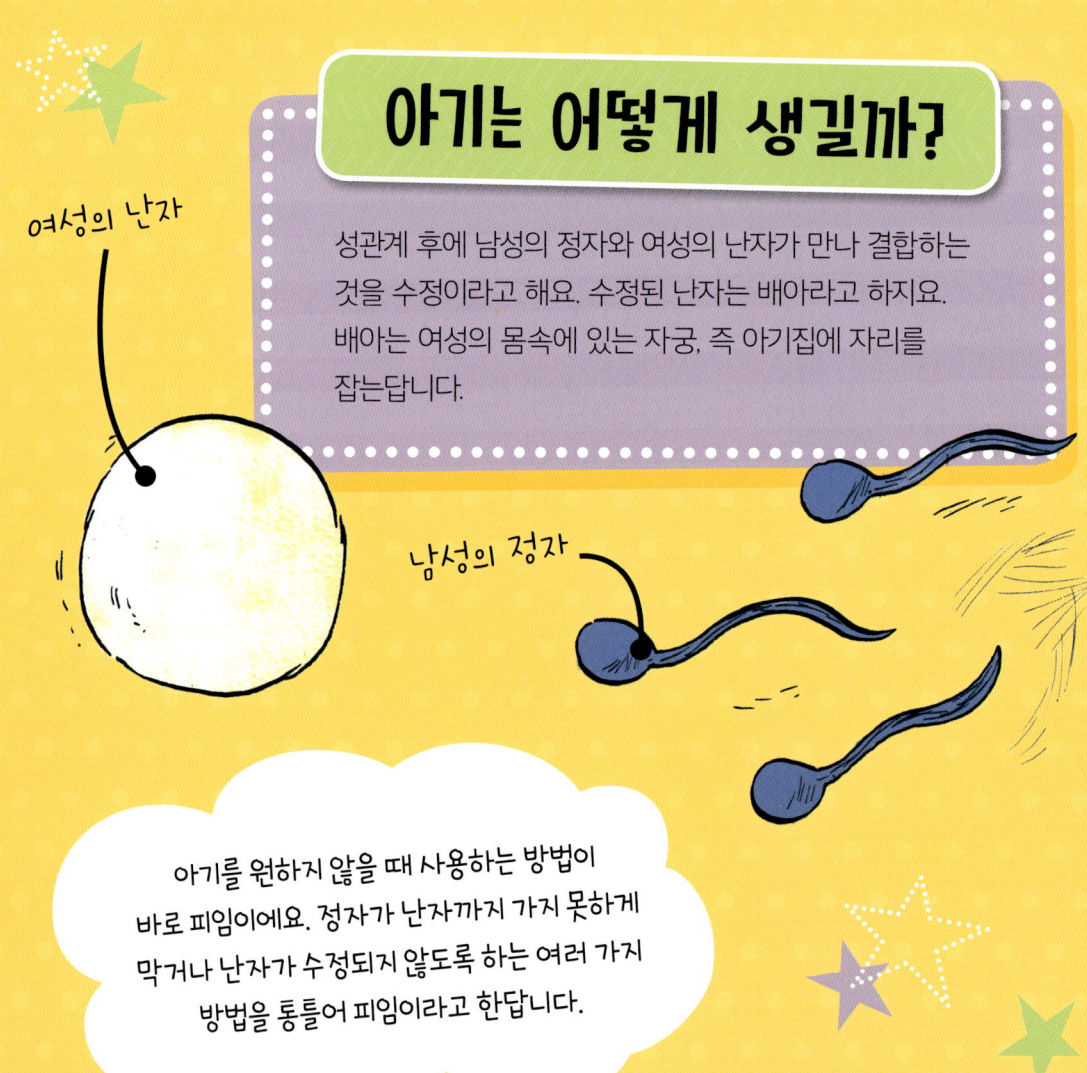

여성의 난자

남성의 정자

아기를 원하지 않을 때 사용하는 방법이 바로 피임이에요. 정자가 난자까지 가지 못하게 막거나 난자가 수정되지 않도록 하는 여러 가지 방법을 통틀어 피임이라고 한답니다.

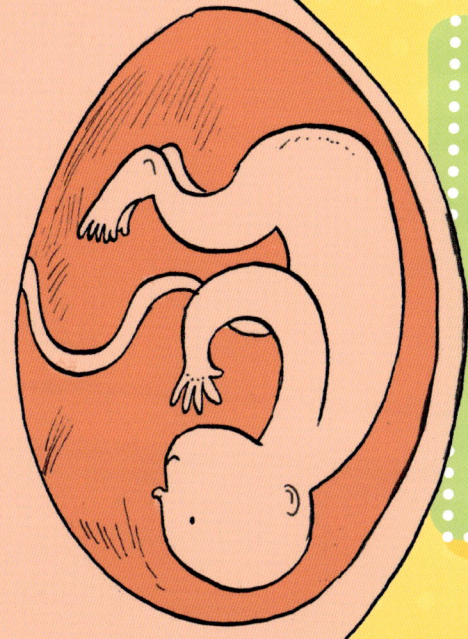

임신

임신이란 아기가 엄마의 몸 안에서 자라고 있는 상태를 말해요. 임신 기간은 9개월 정도예요. 9개월 동안 배아가 아기로 점점 자라는 것이지요. 아기가 자라면서 자궁이 늘어나 엄마의 배도 점점 불룩해진답니다.

출산

아기가 태어나는 과정을 출산이라고 해요. 아기가 엄마의 질을 통해 나오는 것을 질 분만, 수술로 엄마의 자궁을 열어서 아기를 꺼내는 것을 제왕 절개 분만이라고 한답니다.

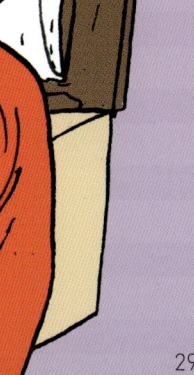

자신감 키우기

남자아이나 여자아이 모두 자기 자신에 대한 자신감,
즉 '자존감'을 충분하게 느끼기는 쉽지 않아요.

하지만 사춘기에 자기 자신과 자기 몸을 어떻게 생각하는지는 매우 중요해요.
우리는 자신감을 가져야 해요!

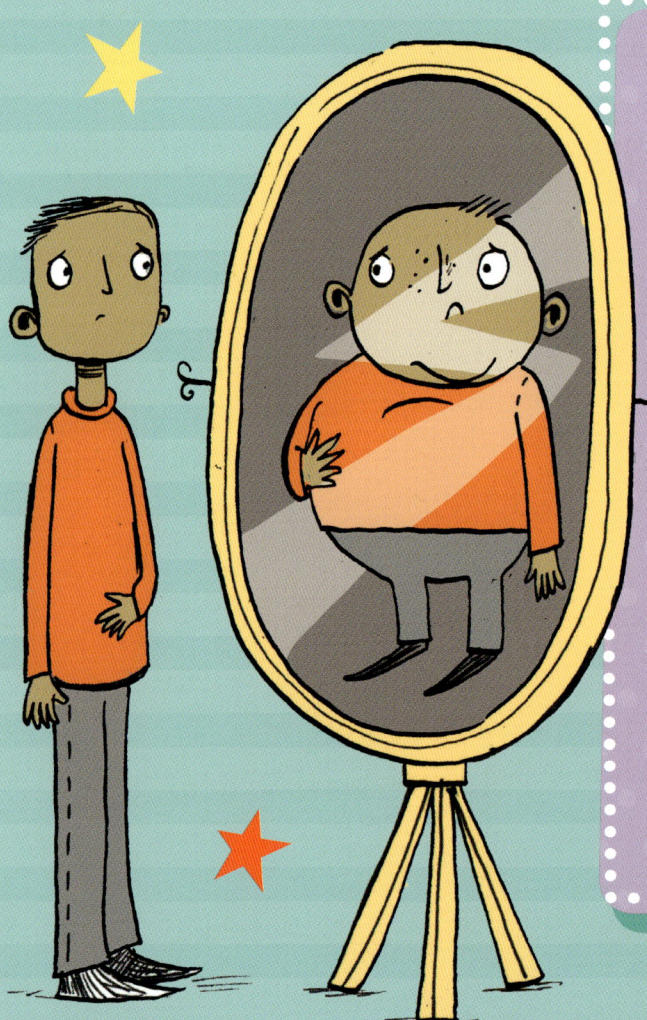

사춘기에 나타나는 다양한 변화 때문에 오히려 자신감을 잃을 수도 있어요. 너무 크거나 작은 키가 불만일 수 있고, 많은 땀 때문에 내 몸에서 냄새가 나지는 않을까 걱정되기도 해요. 친구들은 키가 크고 근육도 생기는데 나만 아직 어린아이처럼 보여서 불안할 수도 있어요.

이처럼 사춘기에는 모든 것을 더 심각하게 걱정한답니다. 실제로는 아무 문제가 없는데도 말이죠. 그러니 마음을 편하게 가지고 자기의 속도에 맞춰 성장하도록 기다려 보세요.

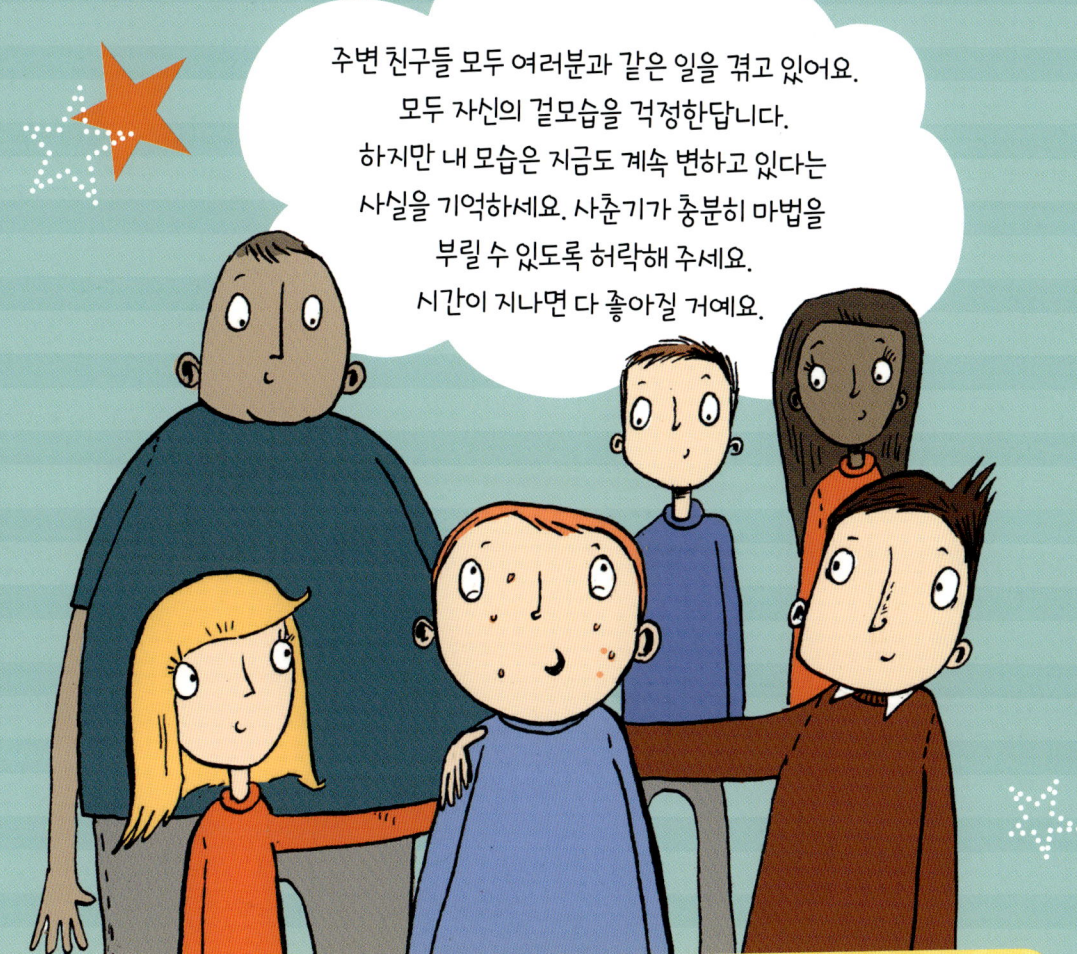

자존감이 낮아지는 것 같다고요? 그렇다면 다음처럼 해 보세요.

★ 여러분이 믿고, 또 좋아하는 사람들과 가깝게 지내세요. 그들이라면 외모 때문에 내 마음을 상하게 하지 않아요. 또 내가 원하지 않는 일을 강요하지도 않고요.

★ 다른 사람과 자신을 비교하지 마세요. 남과 비교하면 자신에게 불만이 생기게 마련이랍니다.

★ 자기 자신을 멋진 사람이라고 칭찬하세요. 스스로 하는 칭찬에도 기분이 한결 좋아진답니다.

★ 텔레비전이나 영화에 나오는 남자들처럼 생겨야 한다고 생각하지 마세요. 방송이나 영화에는 좀처럼 닮기 어려운 몸이나 외모를 지닌 사람들이 나오니까요.

심한 감정 변화

사춘기에 드러나는 가장 큰 특징 중 하나가 바로 심한 감정 변화예요.

호르몬은 몸속을 빠르게 돌아다니면서 우리 생각에 영향을 주고, 강하고 격렬한 감정 변화를 일으켜요.

우리 몸에 변화를 일으키는 호르몬 때문에 감정이 들쑥날쑥해져요. 어떻게 하면 좋을지 모를 만큼 감정이 뒤죽박죽일 때가 종종 있을 거예요. 당연한 일이에요. 사춘기를 보내면서 격렬한 감정, 특히 분노를 조절하는 법도 차차 익히게 된답니다. 마치 시간이 지나면서 변화하는 몸에 점점 익숙해지는 것처럼요.

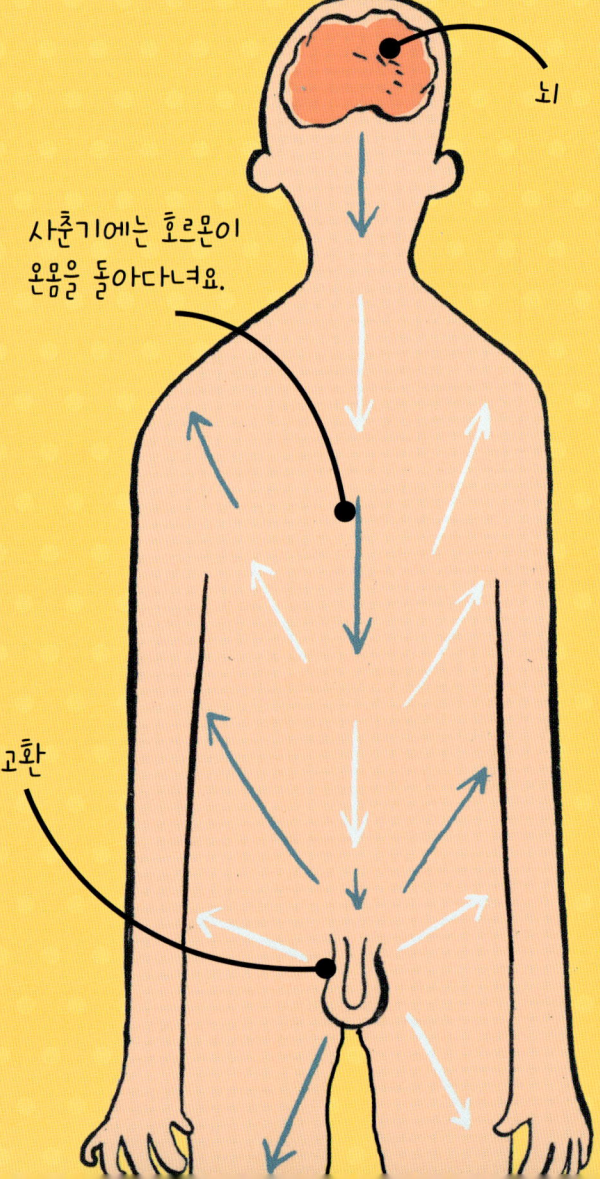

뇌

사춘기에는 호르몬이 온몸을 돌아다녀요.

고환

피로와 스트레스, 건강에 좋지 않은 음식 같은 것도 감정 변화에 영향을 준답니다.

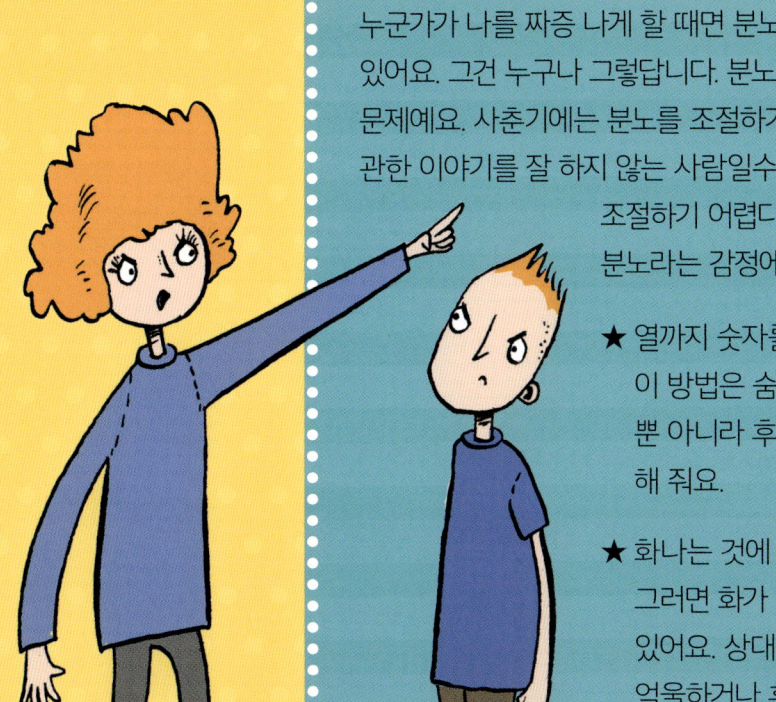

누군가가 나를 짜증 나게 할 때면 분노가 솟구치며 몹시 화날 수 있어요. 그건 누구나 그렇답니다. 분노는 수많은 사람이 고민하는 문제예요. 사춘기에는 분노를 조절하기가 더 어려워요. 자신에 관한 이야기를 잘 하지 않는 사람일수록 더 그렇지요. 분노를 조절하기 어렵다면 다음처럼 해 보세요. 분노라는 감정에 휘둘리지 않도록 말이에요.

★ 열까지 숫자를 세고 그 자리를 떠나세요. 이 방법은 숨을 고르고 진정하게 해 줄 뿐 아니라 후회할 말이나 행동을 피하게 해 줘요.

★ 화나는 것에 대해 이야기하세요. 그러면 화가 나는 진짜 원인을 알 수 있어요. 상대방이 내 말을 오해했나요? 억울하거나 혼란스러운 기분인가요? 그렇다면 다른 사람에게 말해 보세요.

혼자 있고 싶은 마음

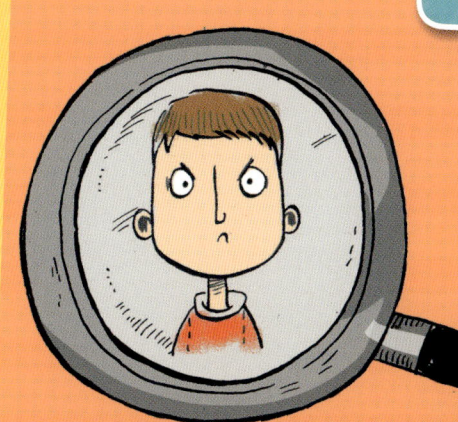

10대 남자아이들은 여러 가지 비난을 들어요. 화를 잘 낸다, 감정 기복이 심하다, 말이 없다 등의 말을 자주 듣게 되지요. 그래서 자기만의 시간을 원하는 건 자연스러운 일이에요. 때때로 혼자 있고 싶어 하는 것은 잘못이 아니랍니다.

감정 돌보기

사람들은 보통 여자아이들만 자기감정을 이야기하고, 다른 사람과 기분을 공유할 수 있다고 생각하지요.

이런 생각은 사춘기 남자아이들이 자신의 감정에 대처하기 어렵게 만들기도 해요. 집에서도 마찬가지예요. 엄마와 딸과 달리 아빠와 아들은 별로 이야기를 나누지 않지요. 만약 이런 상황이 익숙하다면 다음 이야기를 꼭 기억하세요.

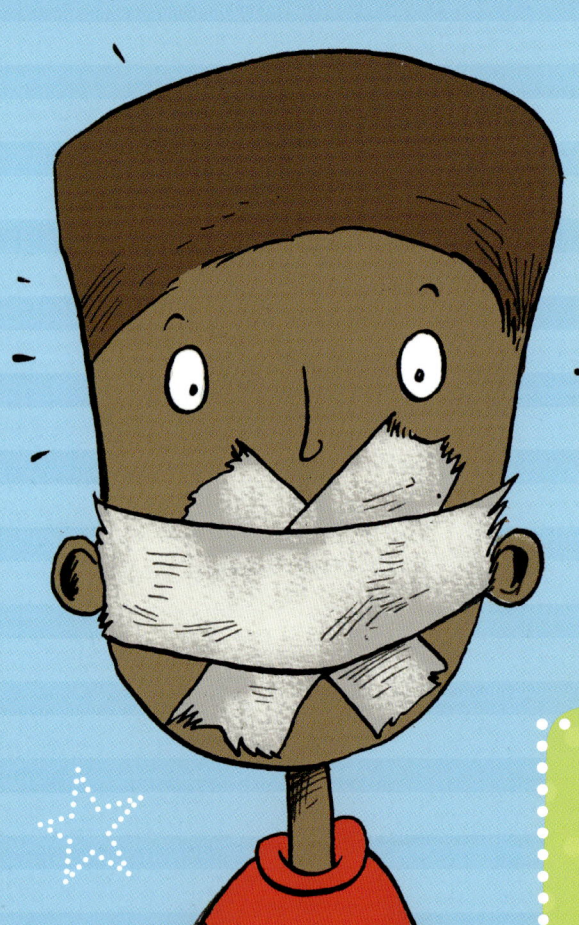

자신의 감정 이야기하기

나쁜 감정, 슬픈 감정이 생겼을 때 그 감정을 그냥 무시하지 말고 다른 사람에게 이야기하세요. 친구나 가족에게 이야기할 수 없다면 이 책에 소개된 곳에서 도움을 받아 보세요.

솔직해지기

자기 마음을 다 감출 필요는 없어요. 어른들에게 한번 이렇게 말해 보는 거예요. "기분이 정말 나빠요.", "화가 나서 참을 수가 없어요." 그것만으로도 충분하답니다.

다른 사람의 도움을 받기

두려운 마음이 생긴다거나 해결할 수 없어 힘들 때는 소중한 사람에게 조언을 구해 보세요. 누군가에게 도움을 구하는 게 어려울 수 있지만 대화를 통해 괴로운 상황에서 벗어날 수도 있답니다.

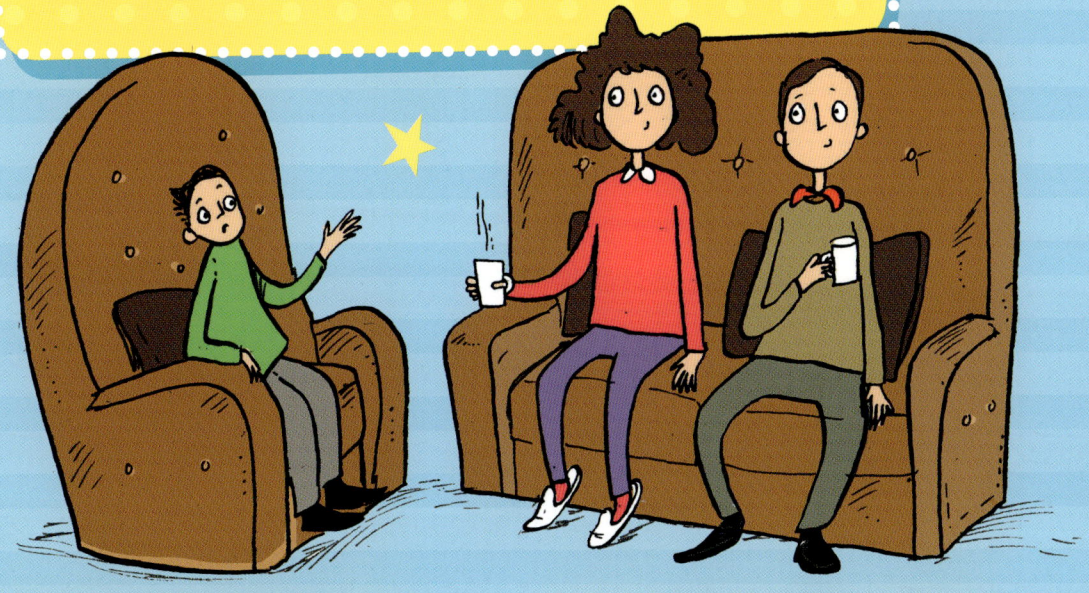

친구 말에 귀 기울이기

대화를 통해 친구의 마음을 읽어 보세요. 친구가 지나치게 외모에 관한 농담을 한다면 외모에 너무 예민해진 상태인지도 몰라요. 그리고 다른 친구를 괴롭히면 안 돼요. 만약 나를 괴롭히는 사람이 있다면 하지 말라고 분명하게 말하세요.

겁날 땐 겁난다고 말하기

남자아이들도 겁나고 두려운 일이 많아요. 무엇이든 겁나는 게 있다면 분명히 말하세요. 그것이 자기 안에서 치밀어 오르는 분노든, 다른 사람의 행동이든, 내가 처한 상황이든 상관없어요. 분명히 말하는 것이 가장 용기 있는 행동이랍니다.

건강한 식습관

사춘기에는 잘 먹어야 좋은 기분을 유지할 수 있어요.
건강에 좋은 음식을 먹으면 감정 변화가 누그러지고
신체 발달도 잘 이루어진답니다.

나이를 먹어 가면서 어떤 음식을 먹을지 스스로 선택할 기회가 많아져요.
특히 집 밖에 나가 있을 때는 더더욱 그렇지요.
아마 패스트푸드나 즉석식품을 먹고 싶을 때가 많을 거예요.

건강한 마음과 신체를 위해서는 하루에 세 번, 과일과
채소와 함께 단백질이 풍부한 식사를 해야 해요.
단백질은 고기, 콩, 달걀에 많이 들어 있지요.
다시 말하면, 영양가가 부족한 음식을 줄여야 한다는
뜻이에요. 탄산음료나 비스킷, 감자 칩 같은 음식 말이에요.
무엇을 먹어도 살이 찌지 않는 사람도 있을 거예요.
하지만 그런 사람도 패스트푸드 같은 음식을 먹으면 속이
더부룩해지고 몸의 움직임이 무겁게 느껴질 수 있답니다.

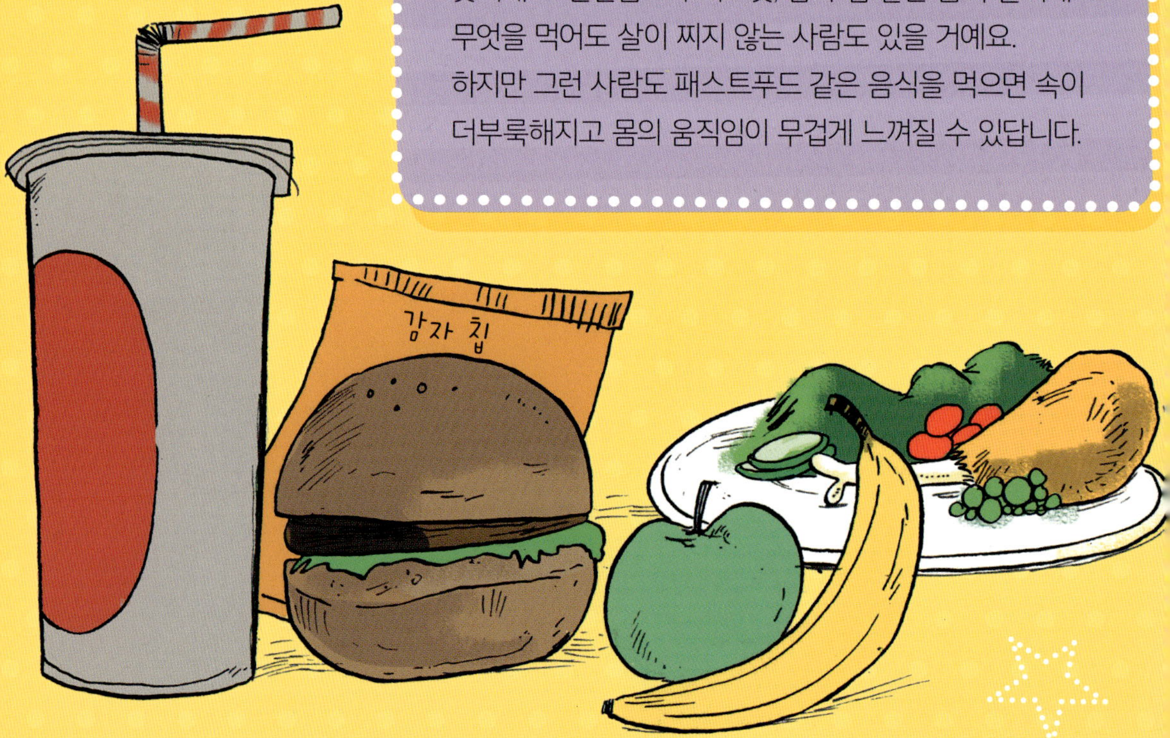

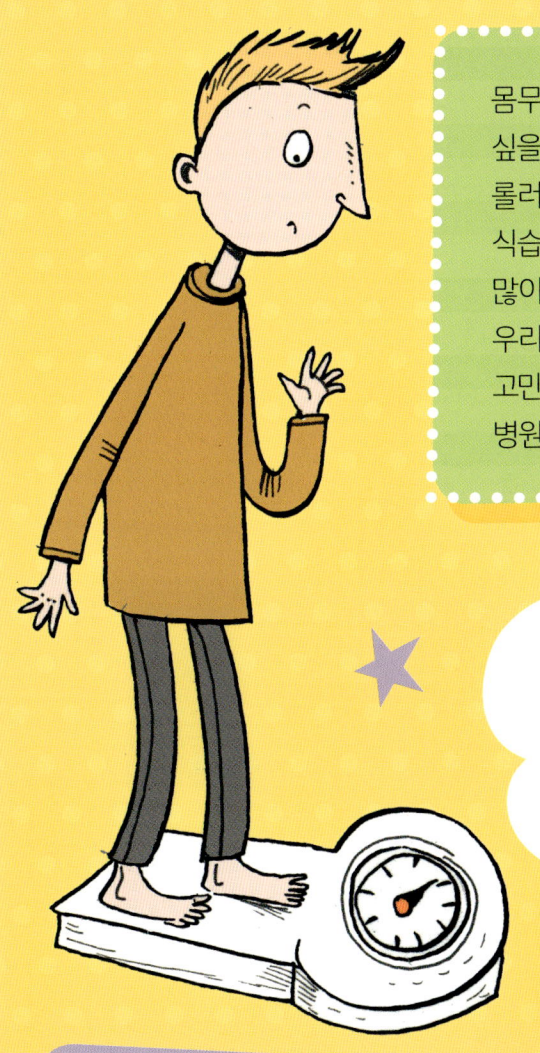

몸무게 때문에 고민하다 보면 다이어트를 하고 싶을 수도 있어요. 그런데 다이어트를 하면 마치 롤러코스터를 탄 것같이 오르락내리락하는 식습관이 생길 수 있어요. 너무 적게 먹다가 너무 많이 먹는 걸 반복하는 것이지요. 이런 식습관은 우리 몸을 혼란스럽게 해요. 만약 몸무게에 관한 고민이 있다면 부모님과 상의해 보세요. 병원에 가서 상담해 보는 것도 좋아요.

평균적으로 남자아이들은 사춘기 동안 몸무게가 17kg 정도 늘어요. 하지만 자신의 키와 식단 그리고 부모님께 물려받은 유전자(부모님에게 물려받은 신체 특징)에 따라 달라질 수 있답니다.

어째서 계속 배가 고픈 걸까?

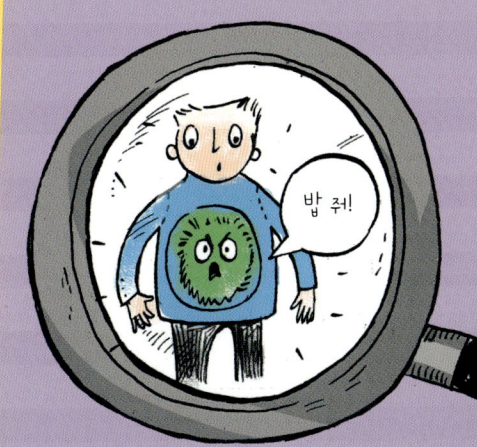

사춘기에는 계속 키가 자라고 몸무게도 늘어요. 그래서 12살 무렵부터는 우리 몸에 더 많은 음식이 필요하답니다. 14살 정도가 되면 키와 몸무게가 급격히 성장하느라 식욕이 훨씬 왕성해져요. 그러니 늘 배가 고플 수밖에요.

운동의 힘

운동은 우리 몸과 마음에 모두 도움이 돼요.
10대 때는 하루에 60분 정도 신체 활동을 하는 게 좋아요.

하루에 60분이 너무 긴 시간처럼 느껴지나요?
하지만 여러분은 이미 생각보다 많은 운동을 하고 있답니다.

걸어서 등교하기, 계단 오르기, 친구와 축구하기 같은 것이 다 운동이에요. 현재 특별히 즐기는 신체 활동이 없다면 지금부터 시작해 보세요. 단체 스포츠에 흥미가 없다면 무술이나 체조, 달리기는 어때요? 어떤 운동이든 좋아하는 것을 찾아서 일주일에 세 번 정도 해 보세요.

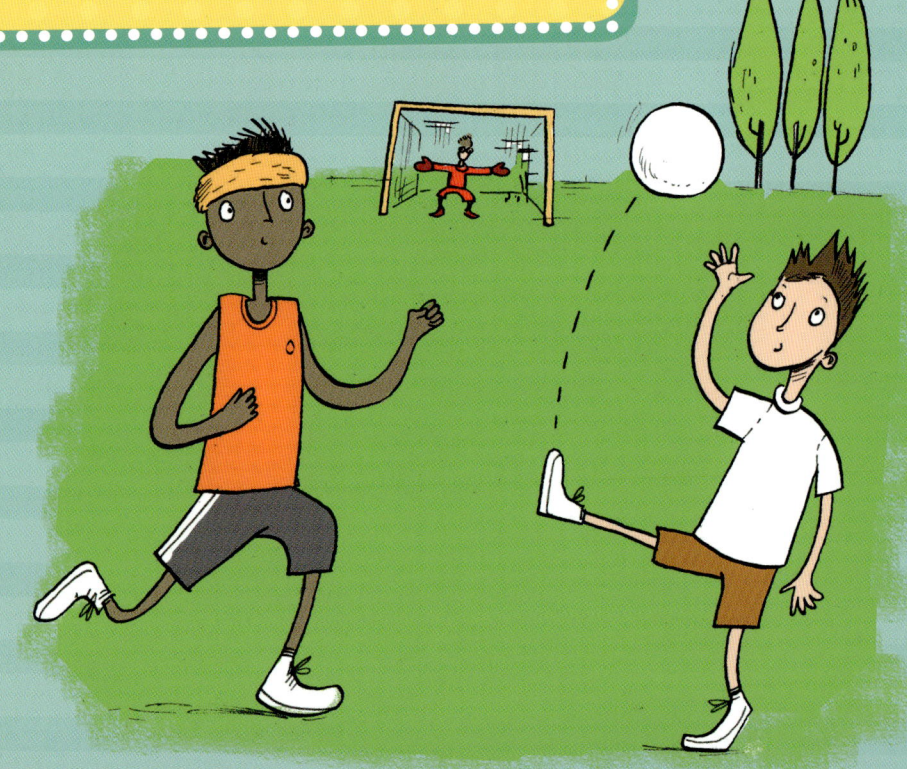

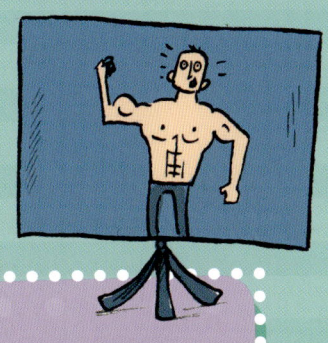
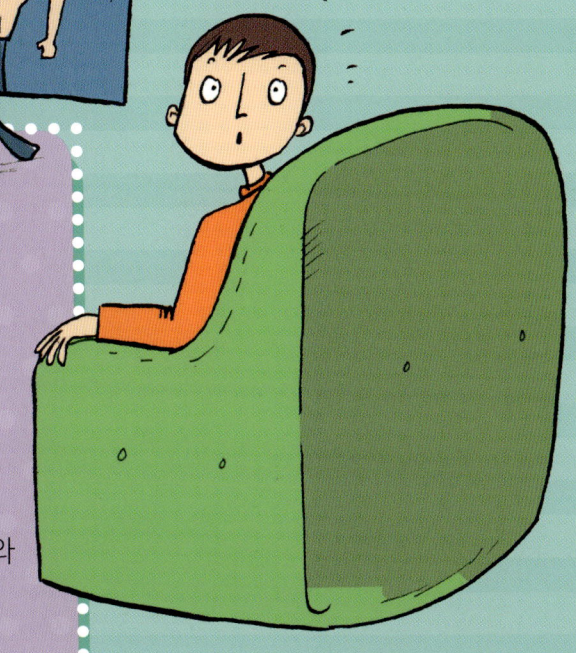

점점 커 가면서 남자 연예인이나 모델처럼 완벽한 근육을 만들고 싶어 스트레스를 받는 친구들이 있을 거예요. 그래서 헬스클럽에 다니는 남자아이들도 있지요. 하지만 남자아이들의 근육 성장 속도는 사람마다 달라요. 유전자와 식생활에 따라 다른 친구들보다 근육이 더 발달하거나 덜 발달할 수도 있지요. 그러니까 다른 누군가와 비슷해지려고 심하게 운동하지는 마세요. 운동을 잘못하면 오히려 몸에 해로울 수 있답니다.

왜 이렇게 피곤한 걸까?

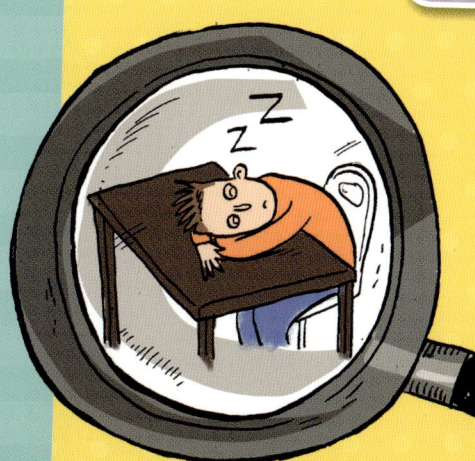

몸이 급격히 변화하는 가운데 건강을 유지하려고 운동까지 하다 보면 우리 몸이 아주 피곤해진답니다. 밤에 일찍 자기 싫더라도 하루에 10시간 정도는 꼭 잠을 자도록 하세요. 충분한 수면은 우리의 성장과 근육 발달에 매우 중요하니까요.

사생활과 우리 몸

사춘기가 되면 사생활을 더 많이 존중받고 싶어진답니다.

독립적인 사람으로 성장하면서, 다른 사람에게 말하고 싶거나 보여 주고 싶은 것을 선택할 자유도 얻게 돼요.

사생활을 존중받고 싶다는 말은 무슨 의미일까요? 쉽게 말하면 내 생각과 기분을 부모님에게 시시콜콜 다 말하고 싶지는 않다는 의미예요. 부모님과 예전만큼 많은 시간을 함께하고 싶지 않다는 뜻이기도 하지요. 이건 정상적인 변화랍니다. 나의 사생활을 위해 부모님께 바라는 게 있다면 그 이유와 함께 직접 말해 보세요. 그래야 부모님도 나를 배려할 수 있을 테니까요.

사춘기가 되면 다른 사람이 있는 곳에서는 옷 갈아입기가 싫어질 수 있어요. 그건 모든 사람의 당연한 권리예요. 내 몸은 나만의 것이니까요. 하지만 반대로, 아무렇지 않게 맨몸을 드러내는 아이들도 있어요.

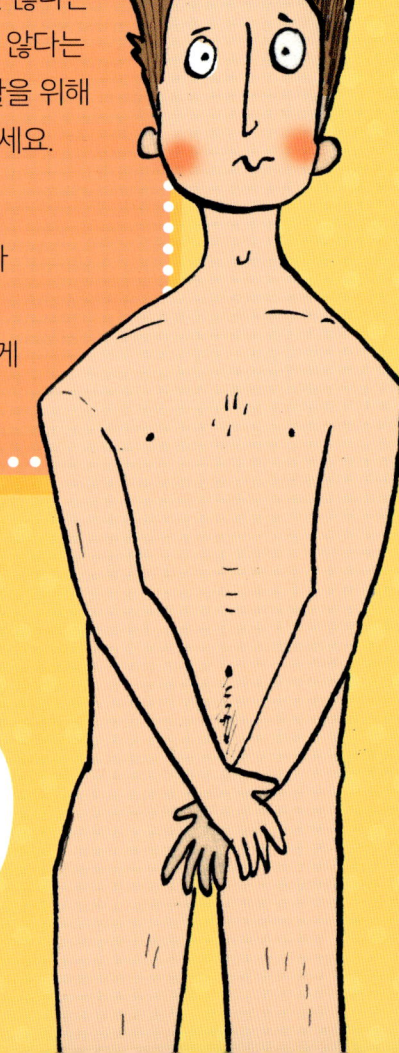

생식기는 자기만의 은밀한 부분이에요.
누구도 다른 사람의 생식기를 보여 달라거나
만지게 해 달라고 요구해서는 안 돼요.
반대로 누군가에게 자신의 생식기를 보라고
하거나 만지라고 해서도 안 된답니다.
단, 신체 건강에 문제가 있을 때는 부모님이나
의사에게 보여야 할 때도 있어요.

주변 사람들이 자꾸 내 몸에 신경 쓰면 변화하는 몸에 적응하기가 더 어려워요. 특히 부모님과 형제, 자매에게 여러분이 지금 사춘기 변화에 적응 중이라는 사실을 다시 한번 알려 주세요. 그리고 씻을 때 욕실에 들어오지 말라고 부탁하세요.

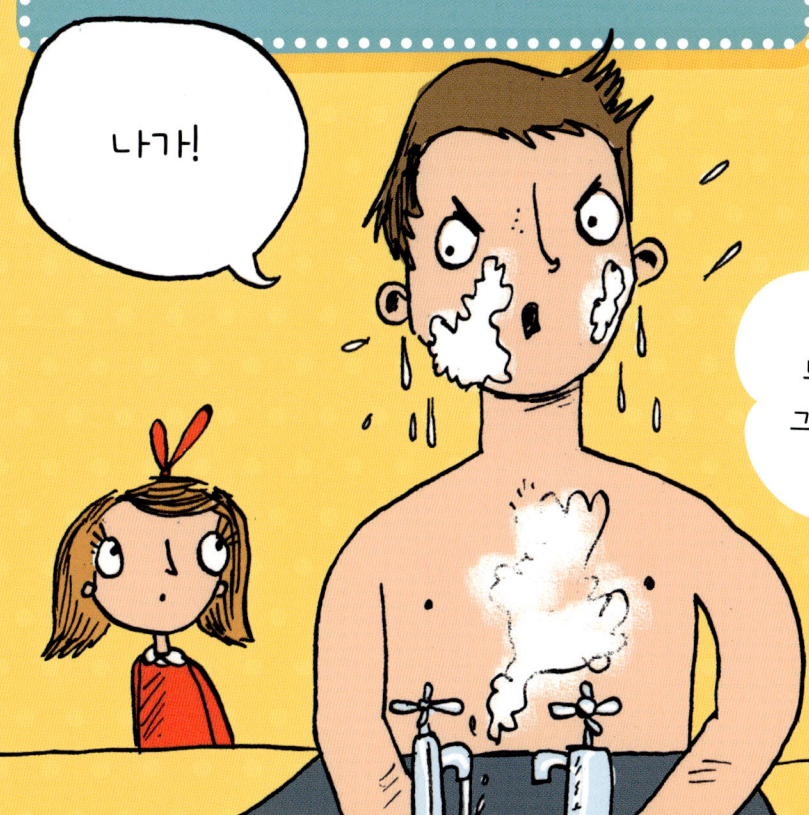

나가!

벗은 몸이 나쁜 거라서 신체의 은밀한 부분을 가리는 게 아니에요. 그러니 자기 몸을 수치스럽게 생각하지 마세요.

친구들과 서로 외모를 가지고 놀리는 일이 생길지 몰라요. 가벼운 농담으로 받아들일 수도 있지만, 남들이 내 몸에 관해 이러쿵저러쿵하는 게 싫을 수도 있어요. 그런 말을 들었을 때 내 기분이 어떤지 잘 생각해 보세요. 그런 장난이 싫다면 자신의 감정을 솔직히 말하세요.

여자아이들의 사춘기

여자아이들도 똑같이 사춘기를 겪는답니다.

남자아이들이 그렇듯이 여자아이들의 사춘기도 사람마다 다 달라요. 여자아이들의 사춘기가 좀 더 빨리 시작할 수 있어요. 그래서 어떤 여자아이들은 남자아이들보다 더 키가 크고 더 성숙한 모습을 보이기도 해요.

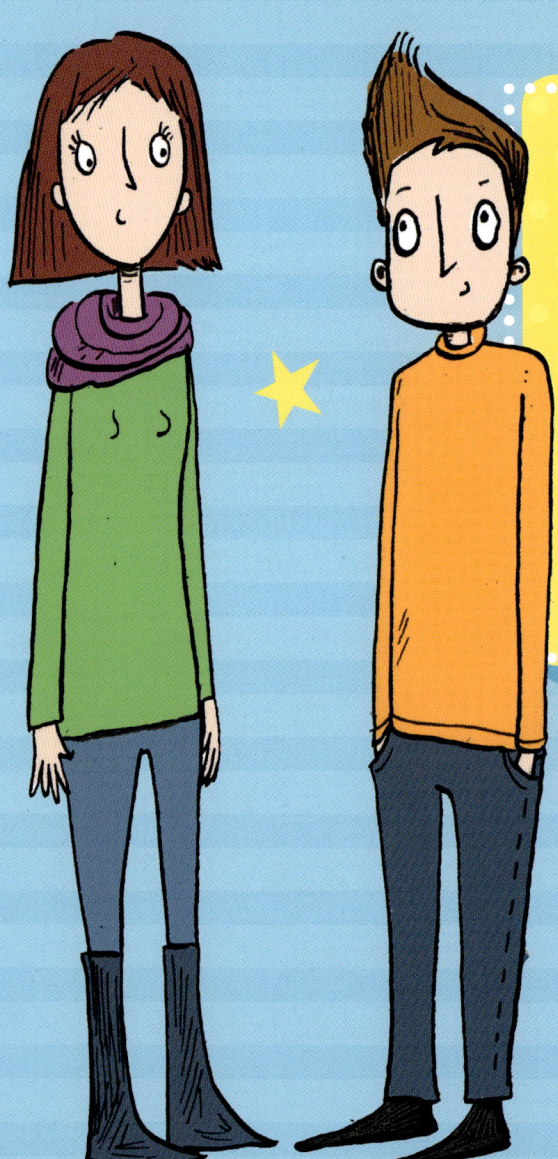

사춘기를 겪는 여자아이들 역시 키가 훌쩍 자라고 체격이 커지며 몸에 털이 나요. 생식기도 발달하지요. 하지만 다른 점도 있어요. 여자아이들은 가슴이 나오고 생리를 시작한답니다. 이 두 가지는 여자아이들의 사춘기에 꼭 필요한 부분이에요.

여자아이들도 각자의 속도에 맞춰서 다양한 모습으로 사춘기를 겪어요.

생리란 무엇일까?

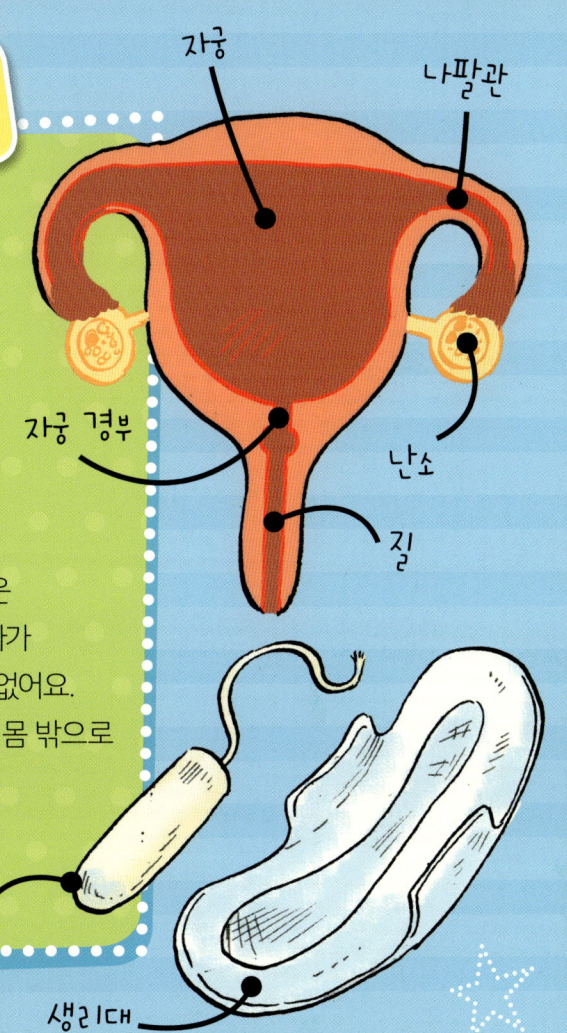

여자는 매달 몸에서 출혈이 생기는데, 이것을 생리라고 해요. 다른 말로 월경이라고도 하지요. 생리할 나이가 되면 매달 난소에서 난자가 나와 나팔관을 따라 자궁으로 이동해요.

난자가 올 때를 대비해서 자궁은 혈액과 조직 그리고 체액으로 이루어진 자궁 내막을 두껍게 만들어요. 성관계를 통해서 여자의 난자가 남자의 정자와 만나 수정이 되면 자궁의 부드러운 내막 위에서 아기가 자라게 된답니다. 하지만 난자가 정자와 만나지 못했다면 자궁 내막은 더는 필요 없어요. 이때 자궁 내막이 떨어져 나와 여자의 질을 통해 몸 밖으로 빠져나온답니다. 이것이 바로 생리예요. 여자아이들은 생리 기간에 혈액을 흡수해 주는 생리대나 탐폰을 사용해요.

여자아이들이 생리 중일 때면 겉으로 표시가 날까?

그렇지 않아요. 겉으로 봐서는 알 수 없답니다. 생리는 지극히 정상적이고 건강한 신체 현상으로 생리 중에도 모든 활동을 할 수 있답니다.

※ 여자아이들의 사춘기가 궁금하다면 책을 뒤집어 보세요.

여자아이들도 고민이 많아요

비록 몸은 다르지만, 여자아이들과 남자아이들은 비슷한 점이 많아요. 여자아이들 역시 힘겨운 사춘기를 보내면서 심한 감정 변화를 겪고, 신체 변화 때문에 고민하기도 해요.

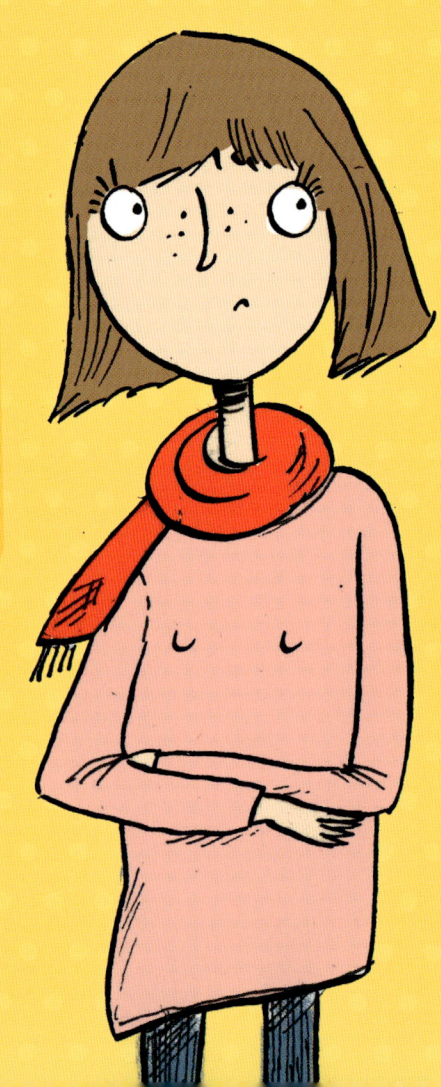

여자아이들도 호르몬 때문에 생기는 감정 변화를 겪어요. 대략 생리 기간 일주일 전부터 감정 변화가 더욱 심해지는 친구들도 있어요. 바로 생리 전 증후군 때문이지요. 생리 전 증후군은 호르몬 수치가 변하면서 생기는데, 이로 인해 기운이 없고 우울해하는 여자아이들이 많답니다.

10대의 남자아이들은 근육이 많이 생기지만 여자아이들은 살이 찌기 쉬워요. 그러다 보니 매력을 뽐내고 싶을 나이인데도 오히려 더 수줍어하고 자기 몸에 대해 자신감을 잃기도 해요.

여자아이들을 놀리거나 험담했을 때, 그 친구는 자신감을 잃고 몹시 속상할 거예요. 몸의 일부를 손가락으로 가리키는 것도 마찬가지예요. 사춘기에는 서로 배려하는 마음이 정말 중요하답니다.

어떤 여자아이가 놀림을 당하고 있을 때, 같이 그 아이를 놀려야 더 멋있다고 생각하나요? 절대 그렇지 않아요. 정말 멋진 모습은 옳은 일을 하고, 친구를 존중하는 것이랍니다.

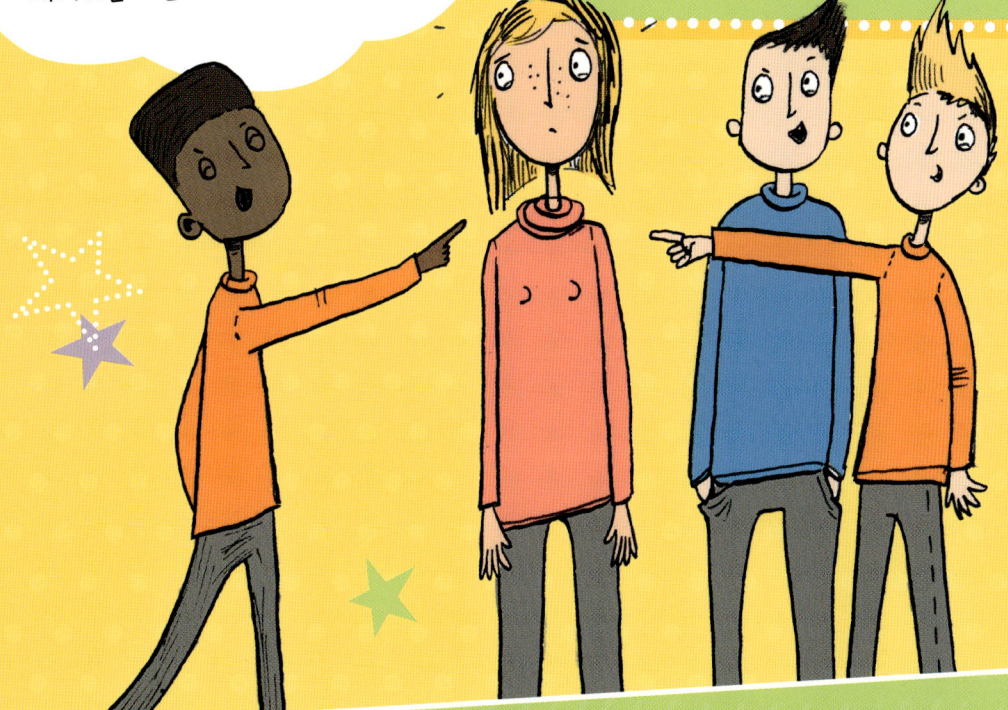

여자아이들이 좋아하는 남자가 되려면?

★ 여자아이들의 외모를 가지고 놀리지 마세요.

★ 생리나 가슴에 관해 농담하지 마세요.

★ 아는 여자아이가 기운 없어 보인다면 그 친구를 배려해 주세요.

★ 놀림당하는 친구가 있다면 도와주세요.

★ 여자아이들이 여러분을 이해하지 못한다고 생각하지 마세요.

더 알아보기

자위는 나쁜 걸까?

사춘기에는 성에 관한 관심이 왕성해져 내 몸을 탐구하는 시간이 필요해요. 그중 하나가 자위랍니다. 자위는 자신의 몸을 이해하고, 성적으로 어떻게 반응하는지 알 수 있는 아주 자연스럽고 정상적인 행위랍니다. 그러니 자위를 한다고 불안해하거나 죄책감을 가질 필요 없어요.

올바른 자위를 위해 다음 네 가지를 기억하세요.

★ 자위 전과 후에는 항상 손을 깨끗하게 씻고 청결을 유지하세요. 음경도 물로 씻어 주거나 휴지로 닦아 주세요.

★ 자위를 너무 많이 하면 몸이 지나치게 피곤하고 집중력이 떨어질 수 있어요.

★ 야한 동영상을 보며 하지 마세요. 잘못된 성 인식을 배울 수 있답니다.

★ 혼자만의 공간에서 하세요. 자위는 자연스러운 행위지만, 다른 사람을 배려하는 자세도 중요하답니다.

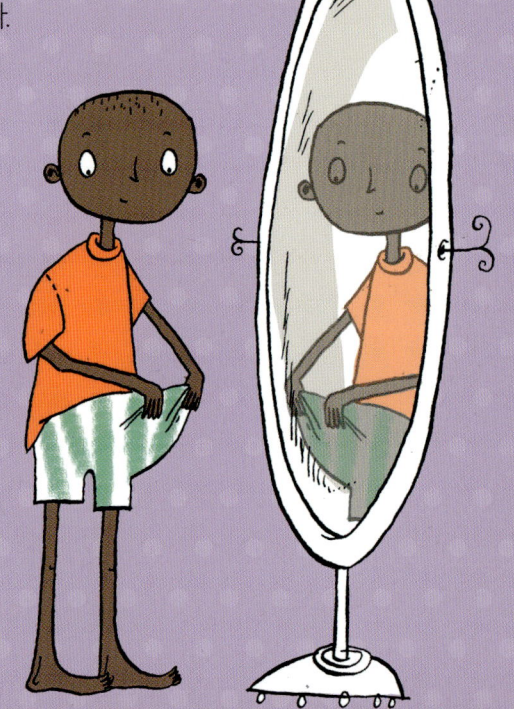

여자아이들도 자위를 해요. 자위는 성적인 즐거움을 스스로 느낄 수 있는 방법이에요. 남자와 여자 모두 자유롭게 할 수 있지요. 전혀 부끄럽거나 창피한 일이 아니랍니다.

더 알아보기

피임은 어떻게 하지?

피임은 아기가 생기지 않도록 성관계를 할 수 있는 방법이에요. 아기는 사랑하는 사람들이 서로 합의하여 생기는 거랍니다. 만약 둘 중 한 명이라도 원치 않는다면 피임을 해야 하지요. 또 피임은 성병을 예방해 주기 때문에 건강을 위해서라도 꼭 알아 두어야 합니다. 피임 종류와 방법에는 몇 가지가 있어요.

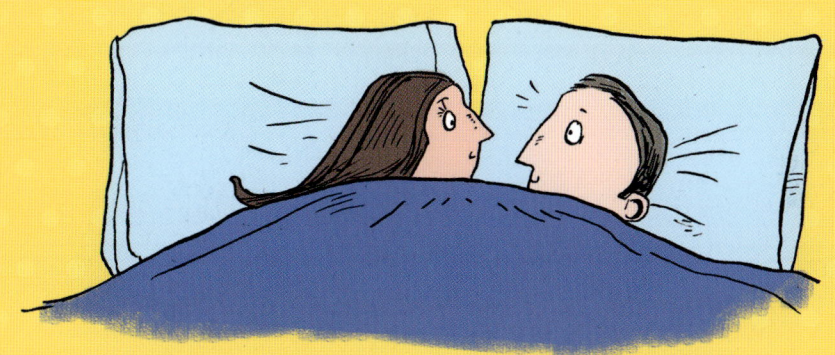

★ 수술
난자가 이동하는 길인 나팔관이나 정자가 나오는 길인 정관을 막는 수술이에요. 영구적인 피임 방법으로 앞으로 아기를 낳을 계획이 없을 때 사용해요.

★ 피임약
생리 기간만 빼고 매일 복용하는 호르몬 성분 피임약으로, 여성 호르몬인 에스트로겐과 프로게스테론이 함유된 작은 알약이에요.

★ 콘돔
얇은 고무 재질로 된, 가장 편리한 피임 도구예요. 남성의 발기한 음경에 덧씌워, 정자가 난자로 이동하는 것을 막지요.

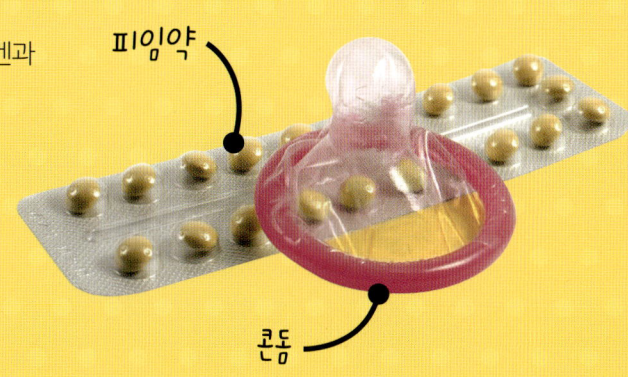

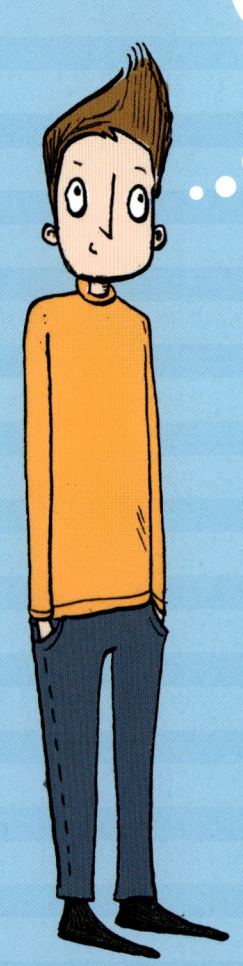

남자의 사춘기는
여기까지!
이젠 뒤집어서 읽어 보세요!

어서 와, 사춘기

글 아니타 나이크
그림 사라 혼

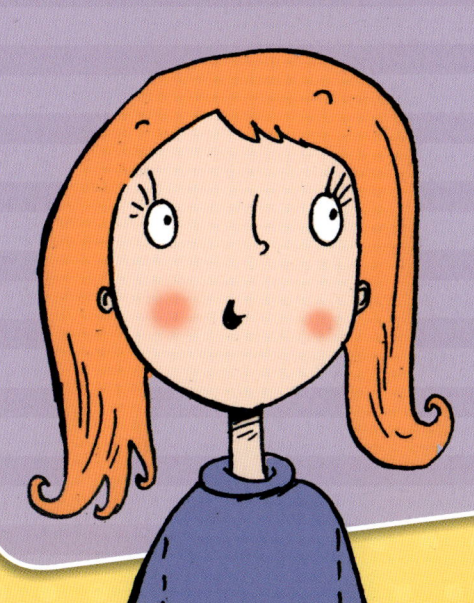

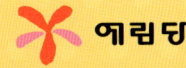

차례

사춘기란 무엇일까?	3
나이별로 보는 사춘기	4
호르몬이 하는 일?	6
가슴 발달과 브래지어	8
나이가 같아도 발달 모습은 달라요	10
피부 변화	12
땀, 냄새, 개인위생	14
새로운 곳에서 자라는 털	16
우리 몸의 아래쪽	18
생리란 무엇일까?	20
생리 준비하기	22
생리에 대처하는 법	24
성관계에 관하여	26
아기가 생기는 것	28
처음 느끼는 감정	30
감정 돌보기	32
건강한 식습관	34
운동의 힘	36
자존감과 신체 이미지	38
사생활과 우리 몸	40
남자아이들의 사춘기	42
남자아이들도 고민이 많아요	44
더 알아보기	46
유용한 사이트	47

사춘기란 무엇일까?

앞으로 몇 년 동안 여러분의 몸은
보이는 부분이나 보이지 않는 부분에서 큰 변화가 생길 거예요!

사춘기는 여자아이에서 성숙한 여성으로 변하는 시기를 가리키는 말이에요.
조금은 낯설 수 있어도 알고 보면 아주 놀라운 시기랍니다!

여자아이들은 보통 10살에서 15살 사이에 사춘기가 시작되지만,
그보다 더 늦어지기도 해요. 사춘기라고 해서 하룻밤 사이에
몸이 확 바뀌지는 않아요. 신체 변화는 아주 천천히 진행되는데,
키와 체형은 물론, 몸의 모든 부분이 변하게 되지요.
심지어 얼굴도 조금 변할 수 있어요!

사춘기는 왜 겪게 될까요?
우리가 어른이 됐을 때 아기를
낳기로 마음먹을 수 있잖아요?
그때를 대비해서 몸이 미리
준비하는 것이랍니다.

사춘기에 생기는 변화 때문에
부끄러움을 느끼거나 당황스러울
수 있어요. 하지만 사춘기는 아주
정상적이고 자연스러운 과정일
뿐이랍니다.

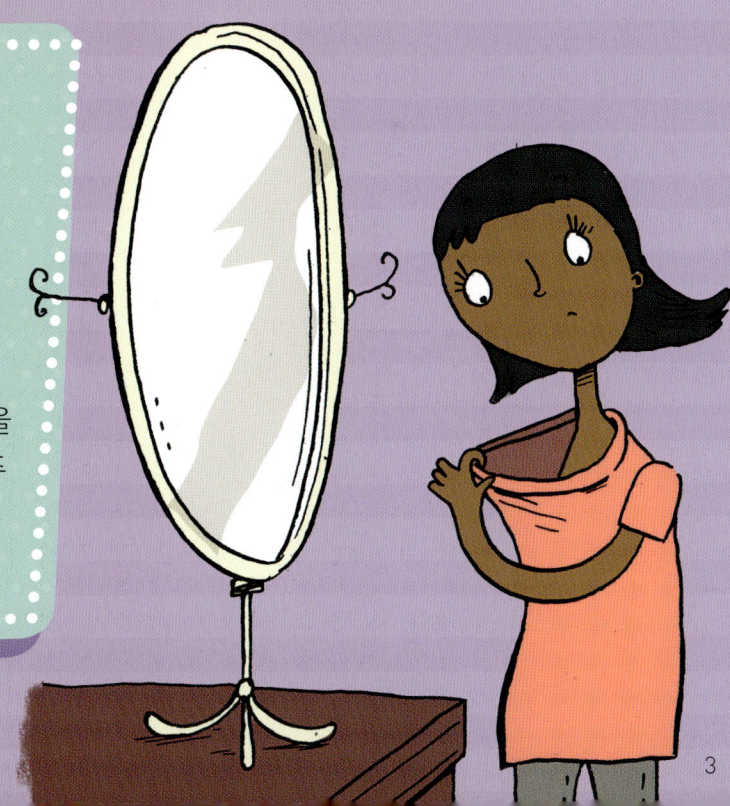

나이별로 보는 사춘기

우리 몸은 자기 자신만의 성장 시계를 갖고 있어요.
그래서 몸이 변화할 준비가 되면 사춘기도 저절로 시작된답니다.
보통 언제, 어떤 변화가 생길까요?

9
보통 9살 전에는 사춘기가 시작되지 않아요.

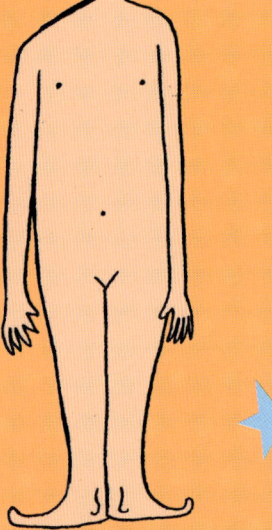

10-11
사춘기가 시작되면 가슴이 조금씩 나와요. 가슴은 아주 천천히 자라는데 처음에는 아주 작은 멍울처럼 느껴질 거예요. 가슴이 점점 자라는 건 바로 호르몬 때문이랍니다. 호르몬은 우리 몸속을 돌아다니면서 여러 가지 변화를 일으키는 작은 심부름꾼이에요. 호르몬 탓에 화가 나거나 우울해지기도 하지요.

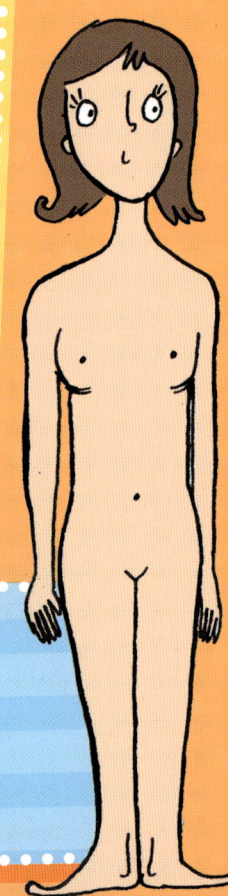

12-13
몸이 아주 빠르게 자라기 시작해요. 이때부터 첫 생리가 시작될 때까지 키가 급격히 자라고, 첫 생리 이후로는 조금 더 자라지요.
이 시기에는 체형에도 변화가 생겨요. 골반이 넓어지고 허벅지가 굵어지며 엉덩이도 점점 커진답니다.

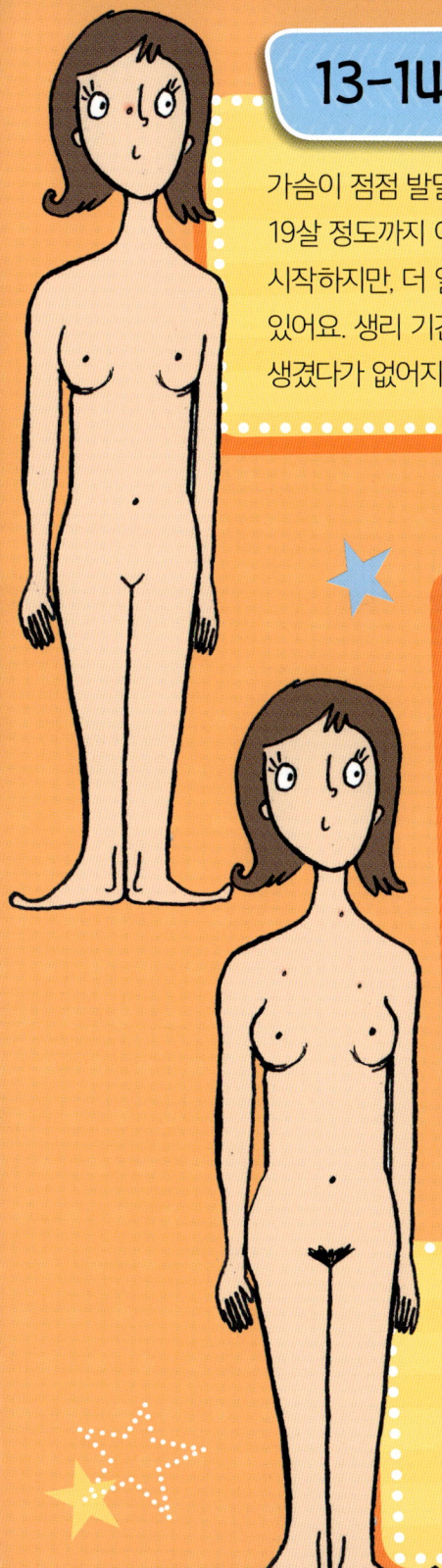

13-14

가슴이 점점 발달하는데, 이런 변화는 19살 정도까지 이어져요. 생리는 보통 13살쯤에 시작하지만, 더 일찍 하거나 더 늦게 할 수도 있어요. 생리 기간에는 얼굴에 뾰루지가 생겼다가 없어지기도 하지요.

14-15

생식기 주위와 겨드랑이에 털이 자라기 시작해요. 다리에 난 털이 굵어지거나 더 검어지기도 하는데, 가슴이 나오기 전에 이런 변화가 먼저 생기는 사람도 있답니다. 또 날이 더울 때나 운동할 때 몸에서 땀내(암내)로 부르는 좋지 않은 냄새가 나기도 해요. 이것은 땀이 피부 표면의 세균과 만나서 생기는 냄새예요.

16-20

아직 생리를 시작하지 않은 사람은 생리를 시작하게 되고, 이미 시작했다면 주기가 안정적으로 자리 잡아요. 신체가 꾸준히 발달하고 기분이 이랬다저랬다 하기도 하고 갑자기 뾰루지가 생기기도 해요. 벌써 피곤하다고요? 하지만 성숙한 여성이 되는 일은 아주 흥미롭답니다!

호르몬이 하는 일?

사춘기를 겪는 동안, 몸속 호르몬은 우리 몸이 해야 할 일을 알려 줘요.
호르몬이라는 화학 물질은 몸속을 돌아다니면서
사춘기의 변화가 적절하게 일어나게끔 도와주는 심부름꾼이랍니다.

뇌의 시상하부에서는
생식샘 자극 호르몬
분비 호르몬이 만들어져요.

10살쯤 되면 우리 뇌에서는
생식샘 자극 호르몬 분비 호르몬이
만들어지기 시작해요. 이 호르몬은
우리 뇌에서 또 다른 두 가지
호르몬이 나오게 만들지요.
이렇게 분비된 두 가지 호르몬은
난소에 에스트로겐과 황체
호르몬이라는 여성 호르몬을
만들어 내라고 지시해요.
에스트로겐과 황체 호르몬 덕분에
우리 몸은 사춘기에 접어들게 된답니다.

에스트로겐이 활약하면서 가슴이 나오기 시작해요. 또 에스트로겐은 아기가 자라게 될 자궁(아기집), 그리고 난자를 자궁으로 보내 주는 나팔관 같은 곳이 임신에 필요한 준비를 하도록 이끌어 준답니다. 그뿐만 아니라 몸이 빠르게 자라는 동안 곡선 모양의 부드러운 체형으로 바뀌도록 도와줘요. 또 다른 성호르몬인 황체 호르몬은 매달 자궁 내막을 두껍게 만들어 우리 몸에서 생리가 시작하게 해 줘요.

사람은 여성 호르몬과 남성 호르몬 두 가지 호르몬을 다 가지고 있어요. 즉, 남자아이들에게도 에스트로겐 같은 여성 호르몬이 어느 정도 있고, 반대로 여자아이들에게도 테스토스테론 같은 남성 호르몬이 있어서 근육과 뼈가 자라는 데 도움을 받는답니다.

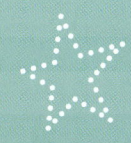

어째서 기분이 이랬다저랬다 할까?

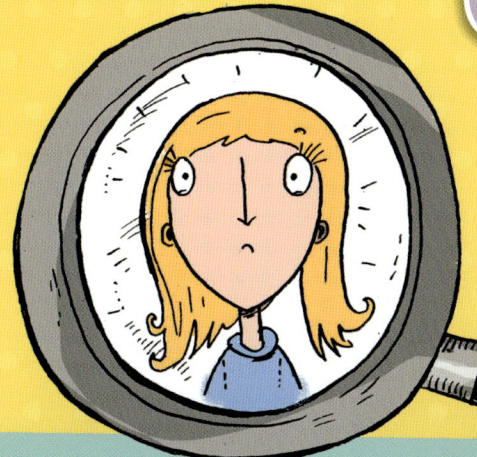

기분이 변덕스러운 건 호르몬이 몸속을 휘젓고 다니면서 감정을 흔들어 놓기 때문이에요. 이것은 아주 자연스러운 현상으로, 사춘기가 지나면 들쭉날쭉한 감정도 점차 사라지게 된답니다.

가슴 발달과 브래지어

가슴이 나오기 시작할 때 생기는 가슴 멍울은 사춘기가 시작되었다는 첫 신호이기도 해요.

보통은 10살에서 14살 사이에 가슴이 나오기 시작해요. 가슴은 천천히 발달하며 완전히 성장하기까지는 5년쯤 걸린답니다.

처음에는 젖꼭지(유두) 안쪽에 작고 볼록한 멍울이 생겨요. 이 멍울이 자라면서 점점 가슴 모양이 바뀌게 되지요. 또 젖꼭지와 젖꼭지를 둘러싼 젖꽃판(유륜)의 크기가 점점 커지고 색도 조금 진해져요. 여러분의 몸이 다 자라고 나면 둥근 가슴 위에 젖꼭지와 젖꽃판이 작은 언덕처럼 자리 잡는답니다.

사춘기에는 가슴 부분이 좀 아플 수 있어요. 이것은 가슴이 점점 커지고 있다는 신호랍니다. 민감해진 가슴을 위해 스포츠 브래지어를 입어 보세요. 가슴을 편안하게 받쳐 주는 부드러운 브래지어인데, 배꼽티랑 비슷하게 생겼어요. 필요할 때 엄마나 언니, 아니면 친한 언니와 함께 쇼핑하러 가 보세요. 처음 입기에 적당한 브래지어를 고르는 데 도움을 받을 수 있답니다.

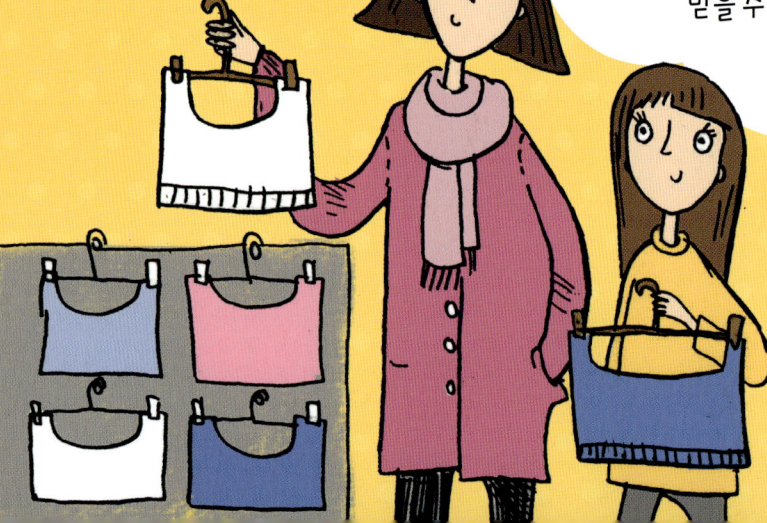

가슴에 관한 진실

★ 가슴의 크기와 모양은 사람마다 달라요. 젖꼭지 색깔도 저마다 다를 수 있어요.

★ 운동한다고 해서 가슴이 더 빨리 발달하지는 않아요. 또한 더 작아지지도 않는답니다. 가슴은 자신의 성장 시계에 맞춰 자라거든요.

어째서 내 젖꼭지는 가운데가 옴폭 들어갔을까?

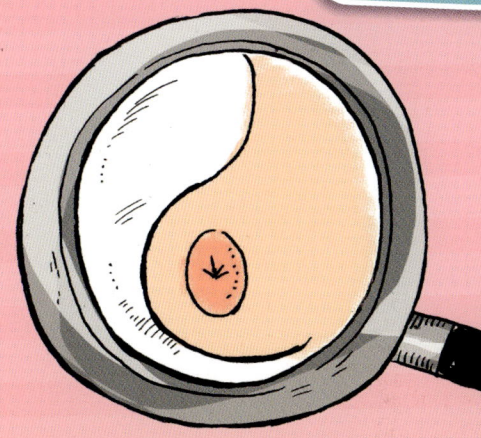

이런 젖꼭지를 함몰 유두라고 해요. 젖꼭지 끝이 바깥쪽으로 튀어나오지 않고 안쪽으로 조금 들어간 모양을 하고 있을 뿐이에요. 대략 세 명 가운데 한 명 정도가 함몰 유두를 지녔는데, 지극히 정상이니까 전혀 걱정할 필요가 없답니다.

나이가 같아도 발달 모습은 달라요

사춘기의 신기한 점 하나는 나이가 같은 친구일지라도 성장하는 모습이 전혀 다를 수 있다는 거예요.

사람은 저마다 다른 방식으로 사춘기를 겪어요. 갑자기 허리가 잘록해지는 친구가 있는가 하면, 키가 한 번에 쑥 크는 친구도 있지요. 물론 키가 별로 자라지 않는 친구도 있어요. 키, 몸무게, 가슴 크기는 사람마다 다르고 몸에 나는 털의 양도 다 달라요.

만약 남들보다 먼저 키가 쑥 자란다거나 친구들보다 늦게 가슴이 나온다면 어떨까요? 어쩌면 자기 몸에 불만이 생길지도 몰라요. 하지만 사춘기는 달리기 시합이 아니랍니다. 사춘기를 겪고 나면 내 모습은 분명 지금과 다를 거예요. 그러니 마음 편히 기다리기로 해요.

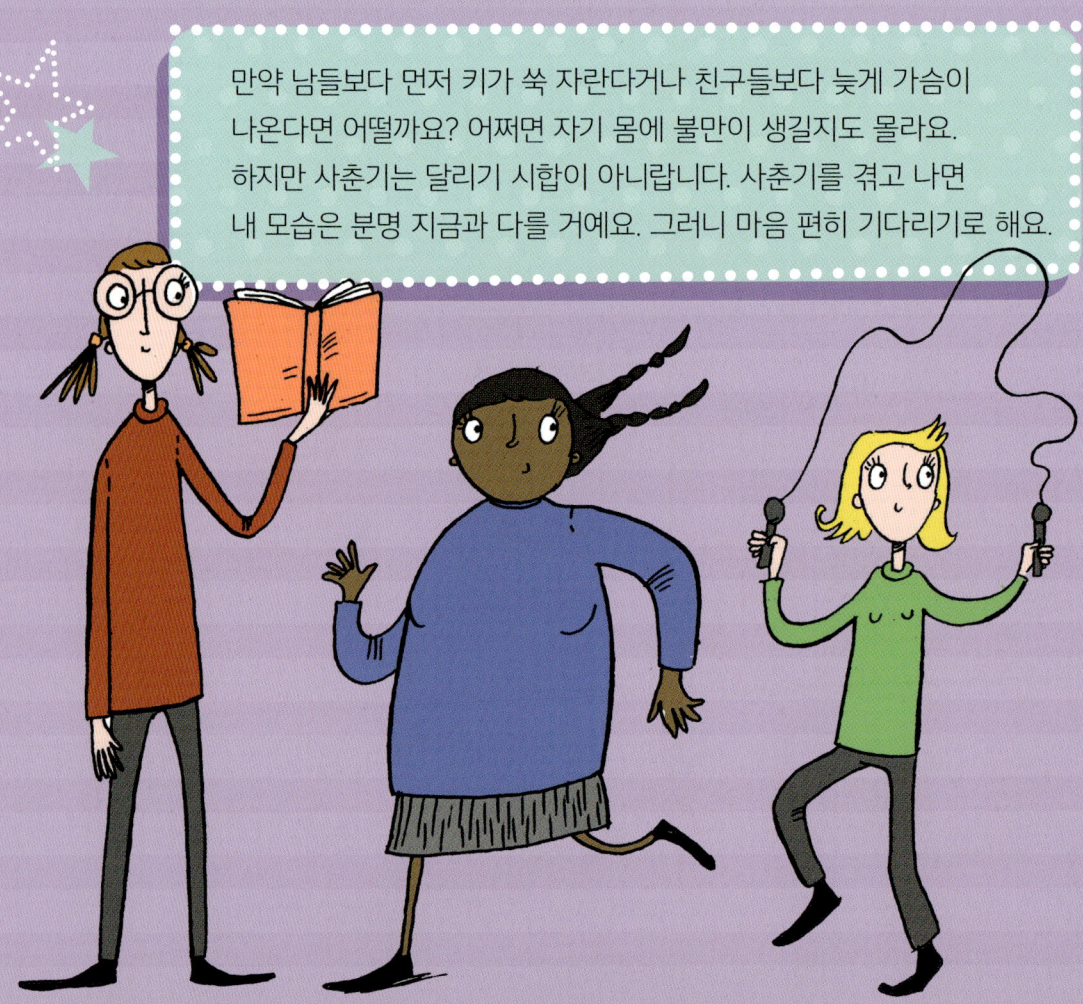

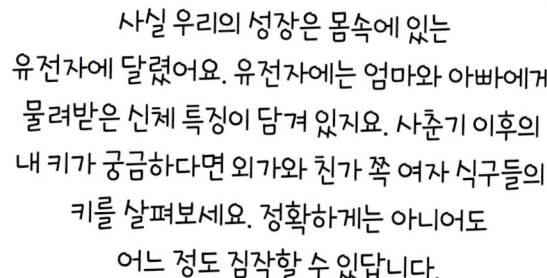

사실 우리의 성장은 몸속에 있는 유전자에 달렸어요. 유전자에는 엄마와 아빠에게 물려받은 신체 특징이 담겨 있지요. 사춘기 이후의 내 키가 궁금하다면 외가와 친가 쪽 여자 식구들의 키를 살펴보세요. 정확하게는 아니어도 어느 정도 짐작할 수 있답니다.

예상할 수 있는 일

★ 12살 정도에 갑자기 키가 쑥 클 수 있어요.

★ 팔과 다리가 먼저 자라요.

★ 보통은 키가 급격히 자라는 시기가 지나고 약 6개월쯤 뒤에 첫 생리가 시작돼요. 만약 키가 갑자기 많이 컸다면 곧 생리를 시작할 수도 있답니다.

어째서 몸무게가 늘어날까?

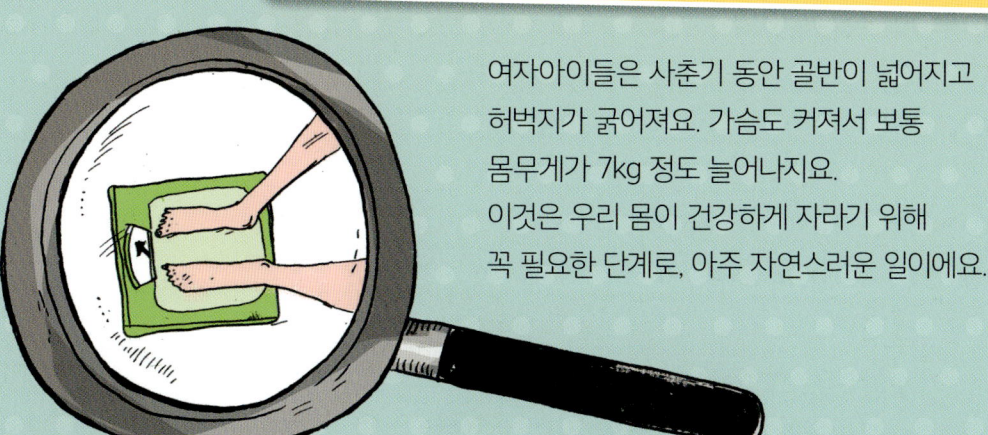

여자아이들은 사춘기 동안 골반이 넓어지고 허벅지가 굵어져요. 가슴도 커져서 보통 몸무게가 7kg 정도 늘어나지요. 이것은 우리 몸이 건강하게 자라기 위해 꼭 필요한 단계로, 아주 자연스러운 일이에요.

피부 변화

우리 몸에서 사춘기로 인한 성장이 시작됐다는 걸 가장 먼저 드러내는 신호는 무엇일까요? 바로 뾰루지랍니다.

뾰루지가 생기면 아플 수 있어요. 뾰루지가 난 피부를 잘 관리하는 방법을 알아 두세요.

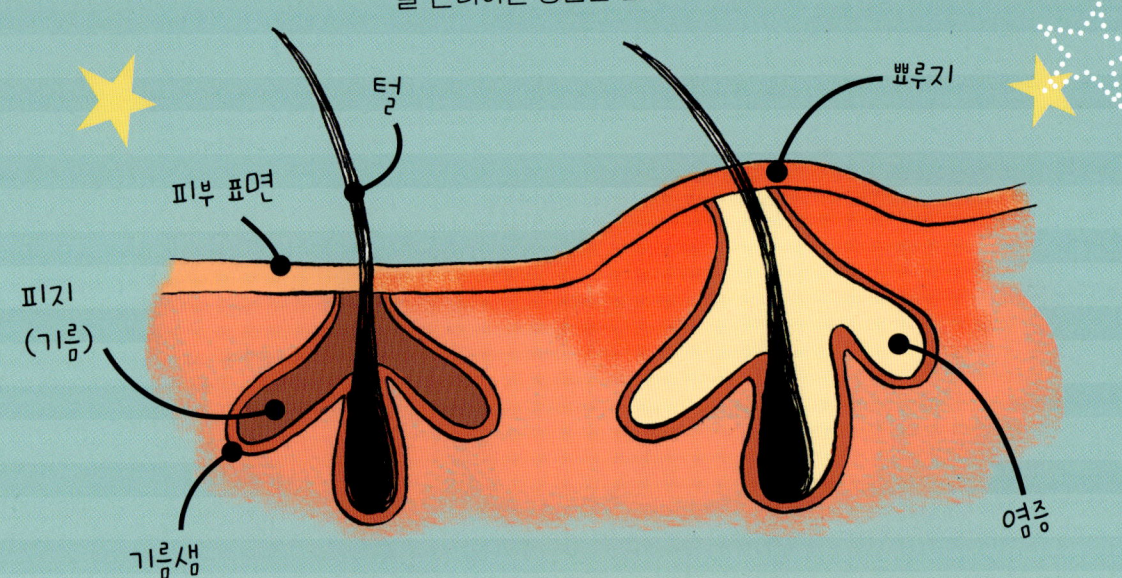

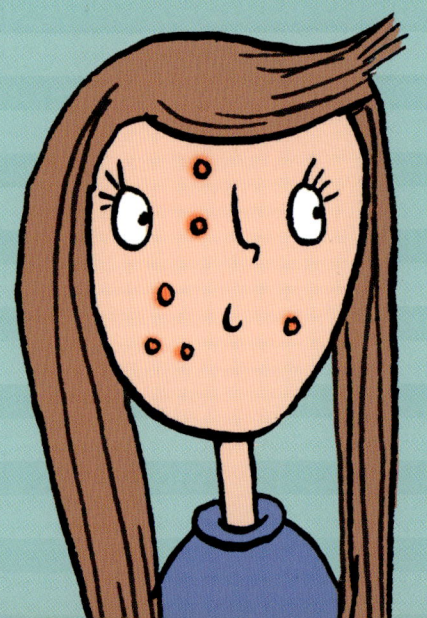

여드름이란 여러 종류의 뾰루지가 생기는 피부 질환을 말해요. 사춘기에는 남성 호르몬인 테스토스테론이 우리 몸속을 돌아다니면서 여드름을 생기게 할 수 있어요. 테스토스테론은 기름샘이 피지를 너무 많이 분비하도록 만들어요. 그러면 작은 털구멍인 모공에 피지가 점차 쌓이고 세균과 만나 뾰루지가 생기는 거예요.

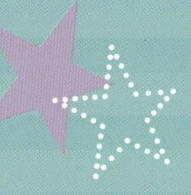

뾰루지가 생기는 데는 또 어떤 이유가 있을까요?
우선 생리가 시작될 때쯤 호르몬 분비가 많아져
뾰루지가 생길 수 있어요. 유전자도 영향을 줄 수 있지요.
부모님이 사춘기에 뾰루지가 생겼다면
나도 생길 수 있다는 뜻이에요.

뾰루지 다루는 방법

★ 손으로 긁거나 짜면 안 돼요. 세균이 넓게 퍼져서 뾰루지가 더 오래갈 수 있거든요.

★ 약국에서 나의 피부에 가장 잘 맞는 약이 무엇인지 물어보세요. 그 약이 효과가 있는지 알아보려면 적어도 4주 동안은 사용해 봐야 한답니다.

★ 상태가 심하면 병원에 가서 더 자세한 진료를 받을 수 있어요. 뾰루지 때문에 자꾸 신경 쓰이고 우울하다면 어떤 치료가 도움이 될지 의사 선생님과 상의하세요.

갈라진 자국들은 도대체 뭐지?

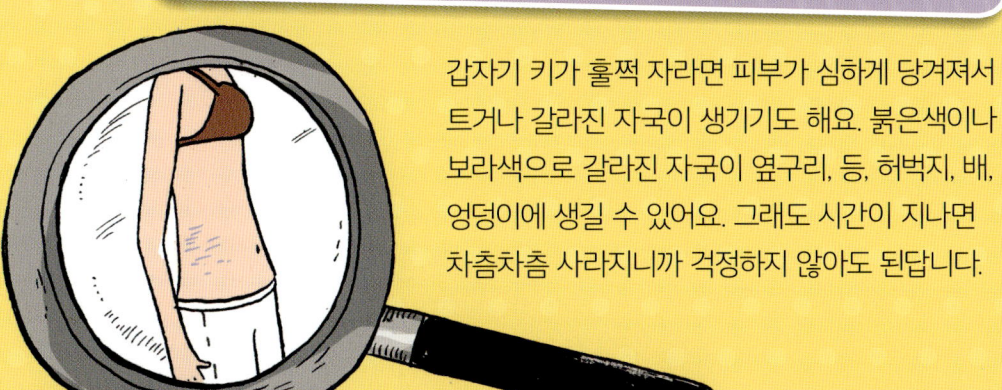

갑자기 키가 훌쩍 자라면 피부가 심하게 당겨져서 트거나 갈라진 자국이 생기기도 해요. 붉은색이나 보라색으로 갈라진 자국이 옆구리, 등, 허벅지, 배, 엉덩이에 생길 수 있어요. 그래도 시간이 지나면 차츰차츰 사라지니까 걱정하지 않아도 된답니다.

땀, 냄새, 개인위생

우리 몸은 전체가 땀샘으로 덮여 있어요. 더울 때는 땀샘에서 땀을 분비해서 몸을 식혀 줘요. 어릴 때는 땀이 많이 난다는 사실을 잘 느끼지 못할 거예요. 하지만 사춘기가 되면 분명히 알 수 있답니다.

사춘기에는 땀샘의 활동이 더욱 활발해져서, 땀이 많이 나는 걸 직접 느낄 수 있어요. 얼굴은 물론 겨드랑이에도 땀이 나요. 날씨가 더우면 땀이 줄줄 흘러내리기까지 해요.

긴장했을 때, 당황했을 때, 산책할 때, 심지어 잠을 잘 때도 땀이 나요. 땀 자체는 아무 문제가 없어요. 그저 우리 몸을 식혀 줄 뿐이지요. 하지만 땀이 피부에 숨어 있는 세균과 섞이면 냄새가 나요. 그래서 잘 씻지 않으면 몸에서 흔히 땀내(암내)로 알려진 냄새가 난답니다.

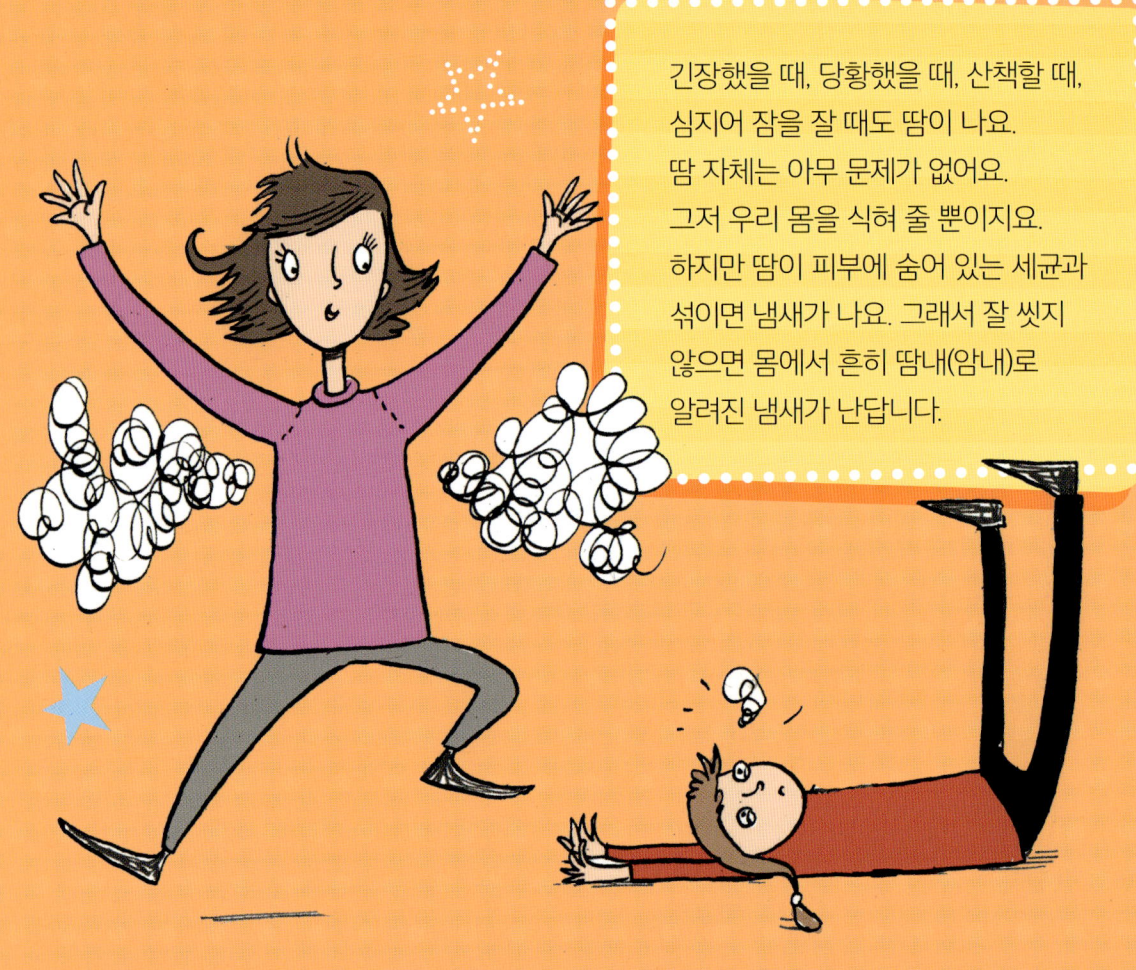

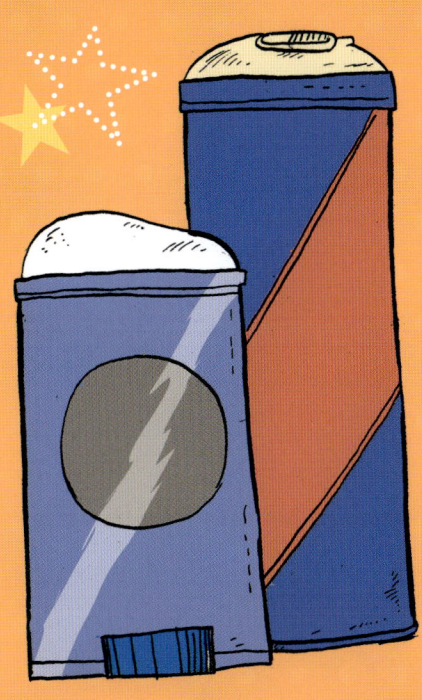

이럴 땐 땀이 더 많이 나는 게 정상이에요.
★ 더울 때
★ 매운 음식을 먹을 때
★ 운동할 때
★ 화가 나거나 불안할 때
★ 생리 기간이 다가왔을 때

몸에서 땀내가 안 나게 하는 가장 좋은 방법은 개인위생을 잘 지키는 거예요. 즉, 매일 씻고 깨끗한 옷으로 갈아입으면 된답니다. 또 겨드랑이에 방취제나 땀 억제제를 사용할 수도 있어요. 땀 억제제는 피부 표면으로 나오는 땀의 양을 줄여서 땀내가 나지 않게 한답니다.

어째서 아래쪽이 땀으로 축축해질까?

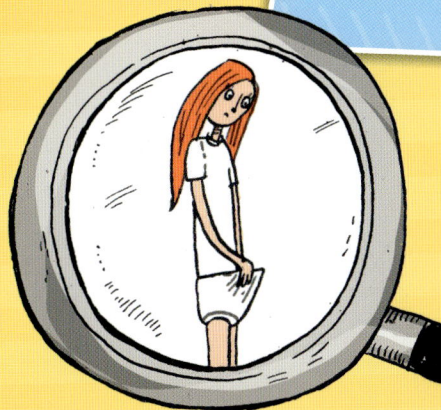

생식기도 겨드랑이처럼 땀으로 축축해질 수 있어요. 그래서 매일 씻지 않으면 냄새가 날 수 있지요. 하지만 민감한 곳이니까 방취제는 쓰지 않는 게 좋아요. 비누와 물로만 씻어도 된답니다.

★ 새로운 곳에서 자라는 털

처음 보는 곱슬곱슬한 털이 몸에 났다고요? 걱정하지 마세요.
몸에 난 새로운 털을 발견하는 것도 사춘기 모험의 한 부분이랍니다!

원래는 부드러운 피부만 보이던 겨드랑이나 생식기 주위에 털이 자라기 시작할 거예요.
그리고 다리나 팔에 있던 털도 더 굵어지고 색이 진해져요.
하지만 어느 날 갑자기 털북숭이처럼 털이 잔뜩 자라는 건 아닌지
걱정할 필요는 없어요. 몸털은 천천히 나거든요.

겨드랑이와 생식기 주위의 털은 처음에는 솜털처럼 보송보송하고 부드럽게 나오기 시작해요. 이때 피부가 조금 가렵기도 하지요.
하지만 시간이 지나면 좀 더 굵고 구불구불한 털로 변한답니다. 색깔도 진해지고요.

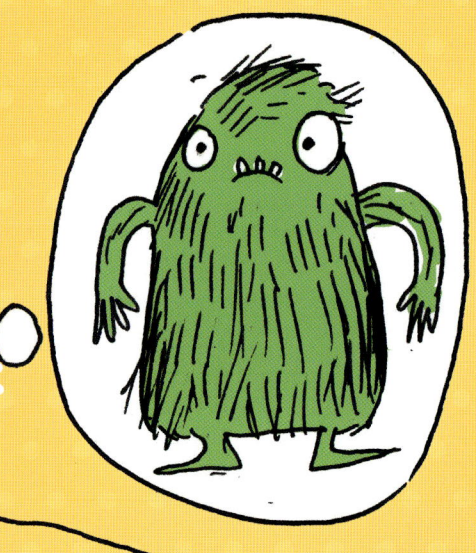

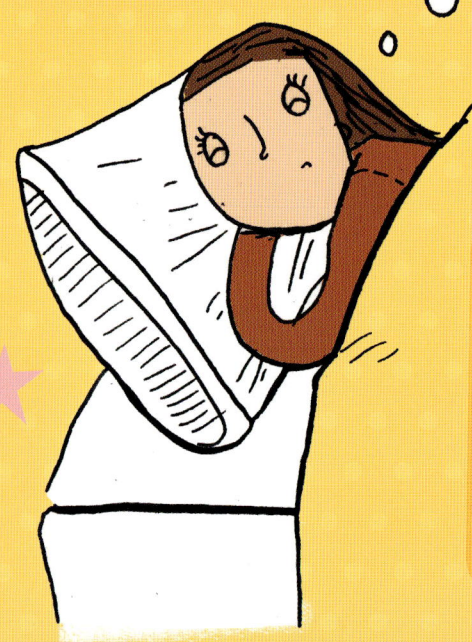

몸에 털이 나는 것도 사람마다 달라서 많이 나든 적게 나든 큰 문제가 아니에요. 털이 얼마나 나든, 모두 정상이랍니다. 그런데 자기 몸털을 예민하게 생각하는 사람도 있어요. 그러니 절대 다른 사람의 털을 가지고 놀리면 안 돼요.

털은 참 놀라워요!
체온을 유지하는 데 도움을 주거든요.
특히 사춘기에 중요한 역할을 하지요.
어떻게 체온 유지를 돕냐고요?
추울 때는 우리 몸의 열을 잡아 두고,
더울 때는 피부에 난 땀의 증발을 막아
체온을 유지시켜 주지요. 그뿐만 아니라
우리 몸에서 가장 민감한 곳을 보호하는
것도 털의 역할이랍니다.

어른들이 겨드랑이나 다리에 난 털을 면도하거나 왁스로 제거한다는 이야기를 들어 봤을 거예요. 이것은 건강과 아무 관련이 없답니다. 그러므로 원한다면 부모님이나 언니의 도움을 받아 적절한 방법을 찾아보세요.

몸털에 관한 진실

★ 몸털은 어디에 나는지에 따라 자라는 모습이 달라요. 예를 들면, 생식기 주위에 난 털은 아주 짧은 채로 더 자라지 않지만, 머리카락은 아주 길게 자랄 수 있지요.

★ 몸털 색깔은 머리카락 색깔과 다를 수 있어요. 몸털 색깔은 민족적 배경, 즉 우리 가족이 속한 민족의 특징을 따르게 돼요.

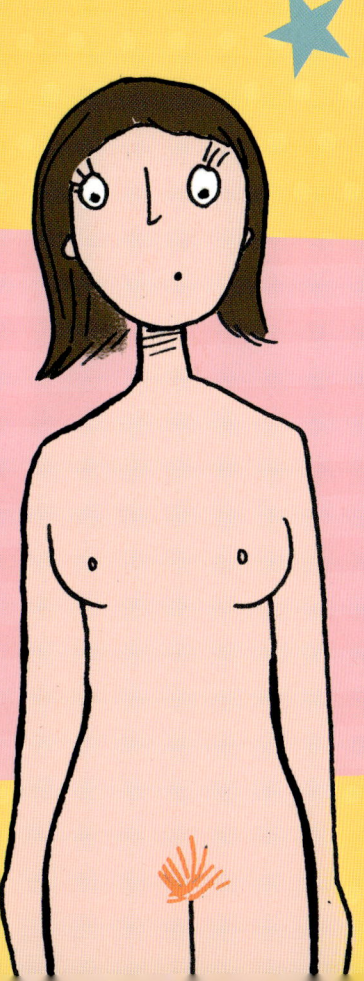

우리 몸의 아래쪽

여자들에게는 몸 안쪽에서 몸 바깥쪽으로 이어진 여성 생식기가 있어요.
사춘기를 겪는 동안 생식기도 변화를 겪는답니다.

생식기 변화에 관해 잘 알면, 사춘기 동안 우리 몸이 겪는 변화를
이해하기가 좀 더 쉬울 거예요.

우리 몸 안쪽 부분

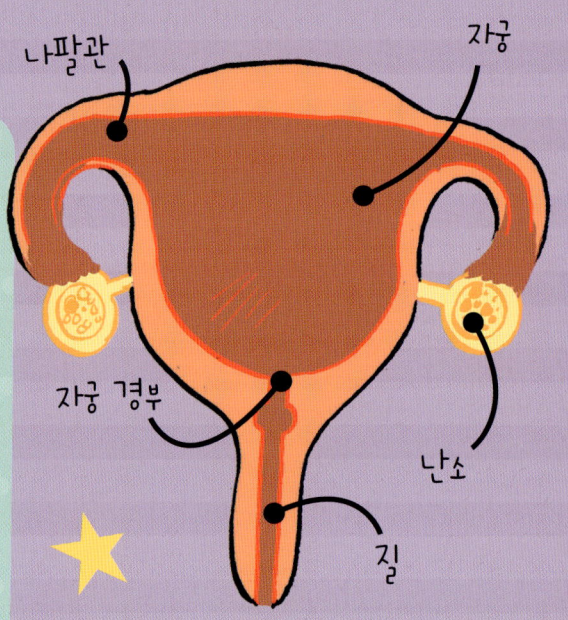

난소
여자는 대부분 두 개의 난소에 난자를 갖고 태어나는데, 난소는 사춘기 동안 호두 크기 정도로 자라고, 적당한 시간이 지나면 호르몬이 난소에 신호를 보내요. 매달 난자 한 개를 자라게 해서 밖으로 내보내라는 신호지요. 이처럼 성숙한 난자가 배출되는 일을 배란이라고 한답니다.

나팔관
두 개의 나팔관이 난소와 자궁을 연결해 줘요. 배란될 때 난자가 이 나팔관을 따라 이동한답니다.

자궁(아기집)
자궁은 작은 조롱박처럼 생긴 기관인데 여기서 아기가 자라요. 아기가 자랄수록 자궁도 자연스럽게 늘어난답니다.

자궁 경부
자궁 맨 아래쪽에 있는 좁은 입구예요.

질
질은 자궁에서 몸 바깥쪽까지 이어져 있어요. 아주 잘 늘어나는 근육으로 이루어져 출산 시 아기가 통과해 나올 수 있지요.

우리 몸 바깥쪽 부분

질구
질로 연결되는 입구예요. 사춘기에는 질구 주위에 음모라고 부르는 털이 자라요.

질막(질근육)
태어날 때부터 질막(질근육)이라고 하는 얇은 피부층이 질 입구를 덮고 있어요. 하지만 눈으로는 볼 수 없어요. 나이가 들면서 점점 얇아지다가 없어져요.

대음순과 소음순
음순은 질 입구를 보호하는 피부 주름이에요. 사춘기에 몸이 성장하면서 음순도 함께 자라게 되지요.

음핵
음순의 맨 위쪽에 있는 작은 완두콩처럼 생긴 돌기를 음핵이라고 해요. 매우 예민한 부분이랍니다.

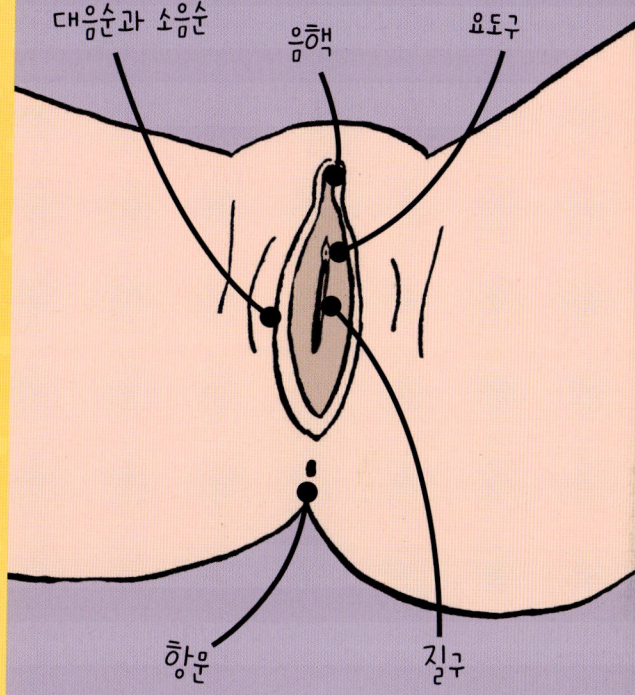

우리가 오줌이라 부르는 소변은 요도구, 즉 요도라는 관의 끝에서 밖으로 나와요. 그리고 똥, 즉 대변은 항문으로 나오지요. 요도나 항문에서 사춘기 변화가 일어나는 것은 아니지만, 성장기에는 우리 몸에 관해 잘 아는 것이 정말 중요하답니다.

생리란 무엇일까?

생리는 분명 정상적이고 자연스러운 생체 기능이지만, 아주 큰 변화여서 익숙해지는 데 시간이 필요해요. 하지만 생리에 관해 알고 나면 마음의 준비를 할 수 있고, 생리를 시작했을 때 어떻게 해야 하는지도 알 수 있을 거예요.

아기를 낳을 수 있을 만큼 충분히 신체가 발달했을 때 생리가 시작돼요.

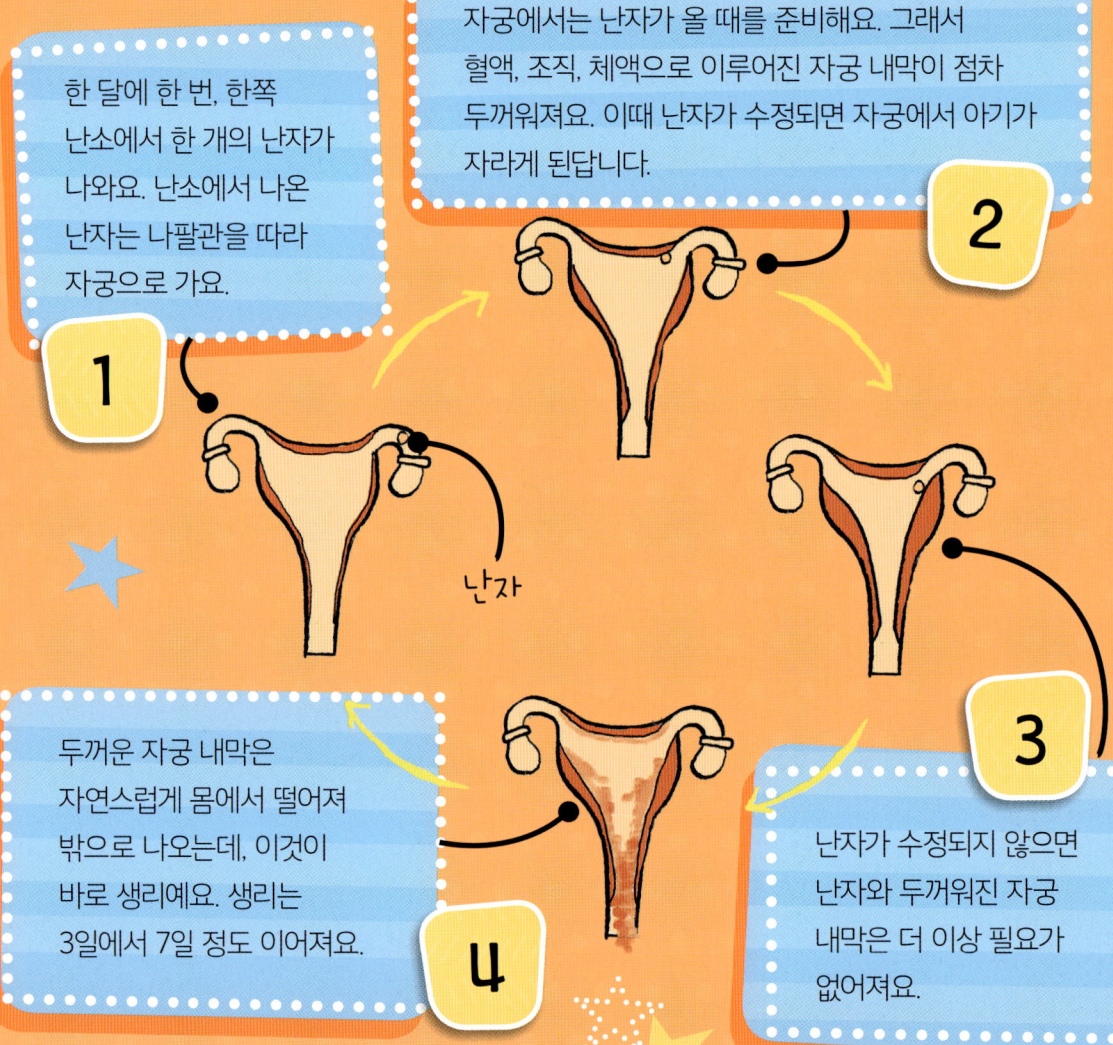

1 한 달에 한 번, 한쪽 난소에서 한 개의 난자가 나와요. 난소에서 나온 난자는 나팔관을 따라 자궁으로 가요.

2 자궁에서는 난자가 올 때를 준비해요. 그래서 혈액, 조직, 체액으로 이루어진 자궁 내막이 점차 두꺼워져요. 이때 난자가 수정되면 자궁에서 아기가 자라게 된답니다.

3 난자가 수정되지 않으면 난자와 두꺼워진 자궁 내막은 더 이상 필요가 없어져요.

4 두꺼운 자궁 내막은 자연스럽게 몸에서 떨어져 밖으로 나오는데, 이것이 바로 생리예요. 생리는 3일에서 7일 정도 이어져요.

기억하세요. 생리할 때 피가 난다고 해서 실제로 병이 난 것은 아니에요. 생리는 여성의 자연스러운 생체 기능이며 (만약 임신하지 않는다면) 50살 전후까지 매달 계속된답니다. 첫 생리 때는 혼란스러울 수 있어요. 만약 그렇다면 자신이 느끼는 것을 가까운 사람에게 그대로 이야기해 보는 것도 좋아요. 생리는 정상적이고 자연스러운 일이므로 가족에게 편하게 물어보도록 하세요.

생리는 또 다른 말로 '월경'이라고도 해요. 생리와 똑같은 뜻을 지닌 말이랍니다.

얼마나 많은 피가 나올까?

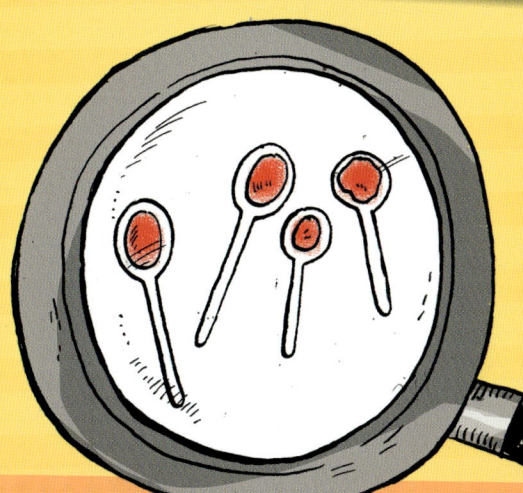

생리 때 몸 밖으로 나오는 생리혈의 양은 많은 날도 있고 적은 날도 있어요. 많은 피가 나오는 것처럼 보일 수도 있지만, 매달 4큰술 정도의 생리혈이 나올 뿐이니 너무 걱정하지 마세요.

생리 준비하기

생리를 시작할 때 가장 까다로운 부분은 생리혈이 나올 때 대처하는 방법이에요.

생리 기간의 첫날에는 생리혈의 양이 많지 않아요. 둘째, 셋째 날에 양이 조금씩 더 많아지다가 그다음부터 점점 줄어들며 멈추게 된답니다. 이제 생리 때 주로 사용하는 두 가지 용품을 소개할게요.

생리대

생리대는 흡수력이 좋은 패드예요. 속옷 안쪽에 붙일 수 있게 생리대 뒷면이 끈적끈적하게 되어 있지요. 그래서 사용할 때도, 버릴 때도 편하답니다. 생리혈의 양이 많고 적음에 따라 선택하도록 다양한 두께와 크기의 생리대가 있어요.
생리혈이 생리대 밖으로 새지 않게 생리대를 자주 교체해 주어야 한답니다.

생리대 대신 환경 오염을 줄이는 생리컵을 사용할 수도 있어요. 하지만 사용법이 조금 어려울 수 있으니 생리에 익숙해진 후 시도해 보세요.

탐폰

탐폰은 원기둥 형태로 생긴 흡수체인데, 질 안에 삽입하면 생리혈을 흡수해요. 탐폰이 몸 안으로 들어가면 불편한 느낌이 들지 않고, 생리혈이 밖으로 새어 나오지도 않아요. 탐폰은 흡수력에 따라 다양한 종류가 있어요. 쉽게 삽입할 수 있게 도와주는 보조 도구가 붙어 있는 제품도 있답니다.

생리대보다 탐폰을 더 좋아하는 여성들이 많아요. 하지만 처음에는 사용하기가 좀 어렵답니다. 탐폰을 써 보고 싶다면 양이 가장 많은 날 적당한 크기의 탐폰을 사용해 보세요. 생리혈 때문에 좀 더 부드럽게 삽입할 수 있을 거예요.

사용할 때는 제품의 지시 사항을 잘 따르도록 해요. 너무 긴장하거나 겁먹으면 처음에는 잘 안 될 수 있어요. 실망하지 말고 긴장을 풀고 다시 시도하면 된답니다.

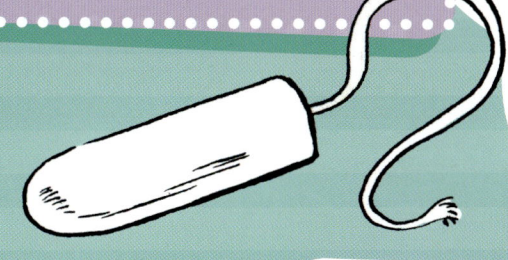

탐폰이 몸속 깊숙이 들어가면 어떡하지?

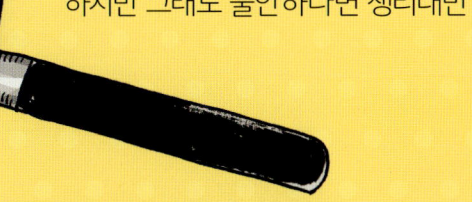

걱정 마세요! 탐폰이 몸속 다른 곳으로 갈 수는 없어요. 탐폰이 들어가는 질 내부는 그 끝이 자궁 경부와 이어져 있어요. 자궁 경부는 아주 좁아서 탐폰이 통과할 수 없답니다. 하지만 그래도 불안하다면 생리대만 사용하세요.

생리에 대처하는 법

생리를 시작하면 힘들고 골치 아프다는 말을 들어 봤을 거예요.
하지만 다른 사람들이 하는 이야기만 듣고 너무 걱정할 필요는 없어요.
생리에 대처하는 자기만의 방식이 생기면서 점점 익숙해지거든요.

생리 주기 계산하기

대략 28일, 즉 4주 정도에 한 번 생리가 찾아오는데, 이 기간을 생리 주기라고 해요. 생리를 시작한 날 생리 주기가 시작되니까, 생리 시작 날부터 28일 후에 다음 생리를 예측할 수 있어요. 하지만 사춘기에는 생리 주기가 들쭉날쭉할 수도 있답니다. 사춘기가 끝나 갈 즈음에는 규칙적인 생리 주기가 자리 잡게 될 거예요.

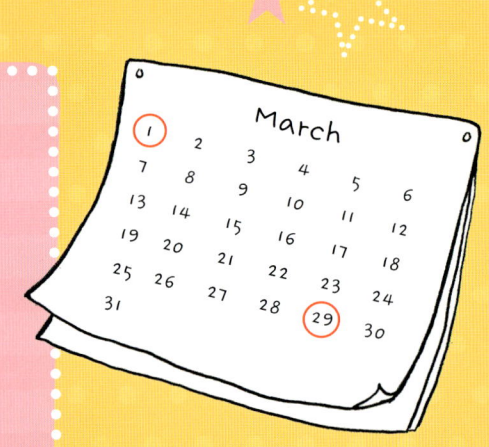

생리통

생리 기간에는 자궁벽의 근육이 수축하면서 생리혈을 밖으로 내보내요. 이 과정에서 생기는 통증을 생리통이라 해요. 즉, 생리통은 생리 현상의 일부분으로 정상적인 것이랍니다. 따뜻한 물통을 배 위에 올려놓거나 산책을 하며 기분 전환을 해 보세요. 너무 아프면 부모님과 상의하여 진통제를 처방받아 보세요.

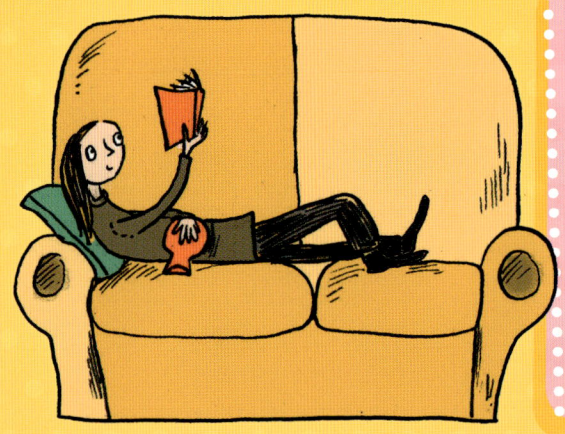

생리에 관한 오해

✗ "다른 사람들이 내가 생리 중인지 눈치챌 수 있다."
아닙니다 : 여러분이 말하지 않으면 아무도 알 수 없어요.

✗ "생리 중에는 운동을 못 한다."
아닙니다 : 원하는 운동은 다 할 수 있어요. 단, 수영하려면 탐폰을 사용해야 하므로 미리 준비해야 해요.

✗ "물속에서는 생리혈이 멈춘다."
아닙니다 : 욕조에 몸을 담그거나 수영할 때도 생리혈은 멈추지 않아요. 그래서 수영장에서는 탐폰을 써야 한답니다.

네 명 중 세 명의 여성에게 생리 전 증후군이 있다고 해요.

어째서 생리 기간이 가까워지면 기분이 이랬다저랬다 할까?

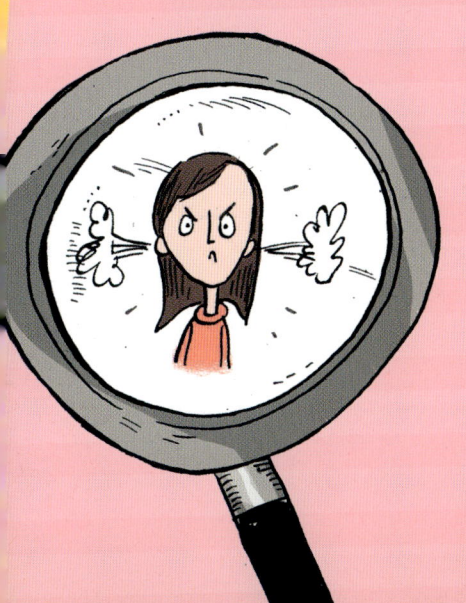

생리 기간이 다가오면 호르몬 변화로 인해 다양한 감정 변화(짜증, 우울감, 슬픔)와 신체적 변화(뾰루지, 복통, 두통)가 생길 수 있어요. 이를 생리 전 증후군이라고 한답니다.

생리 전 증후군은 빠르면 생리 시작 5일 전부터 나타나기 시작해서 생리 기간에 사라져요. 울적한 기분이 든다면 평소 좋아하는 취미 생활을 하면서 시간을 보내는 것도 좋아요. 또 생리가 끝날 때까지 무리하지 말고 자주 휴식하면 도움이 돼요.

성관계에 관하여

아기를 가진다는 것은 사춘기에 생각하기에는 너무 먼 이야기일 거예요. 하지만 아기가 어떻게 생기는지는 꼭 알아 두어야 해요.

아기는 성관계를 통해 생겨요. 우리 몸은 사춘기 동안 아기를 가질 수 있는 성숙한 어른이 되도록 변한답니다.

성관계와 관련한 대화를 하거나 그런 말을 꺼내는 것조차 당혹스러워하는 사람이 많아요. 하지만 성관계는 서로 사랑하고 아끼는 성인들이 하는 정상적인 행동이랍니다.

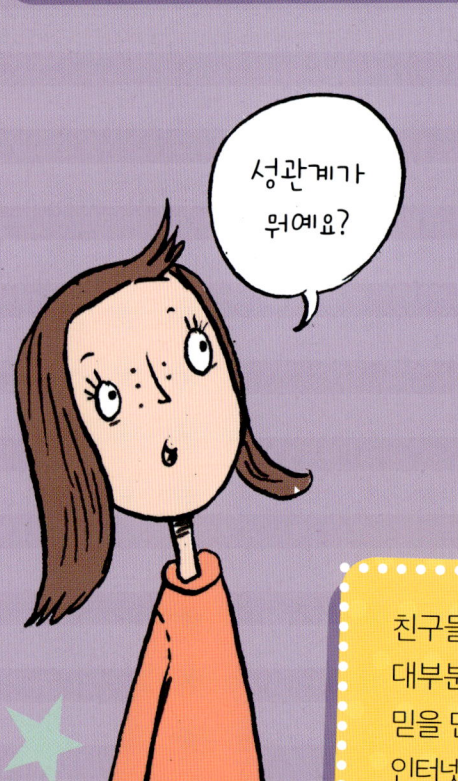

성관계가 뭐예요?

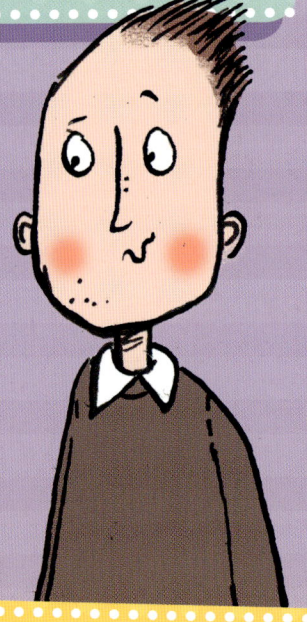

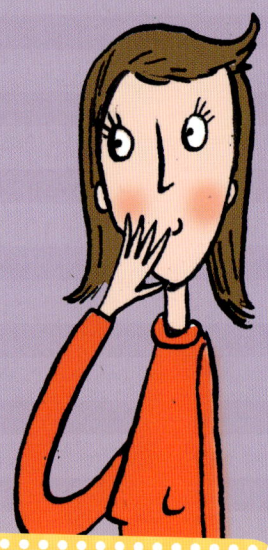

친구들과 성관계에 관해 이야기해 본 적 있나요? 대부분 사실과 다를 거예요. 궁금한 점이 있다면 부모님이나 믿을 만한 어른에게 물어보세요. 이 책에 도움이 될 만한 인터넷 사이트를 소개해 두었으니 참고해 보세요.

성관계를 하는 동안, 두 사람은 입을 맞추고, 껴안으면서 성적 흥분을 느끼게 돼요. 남자가 성적 흥분을 느끼면 음경이 단단해지는데, 이것을 발기라고 한답니다. 반면 여자는 질에서 미끈거리는 액체가 분비돼요.

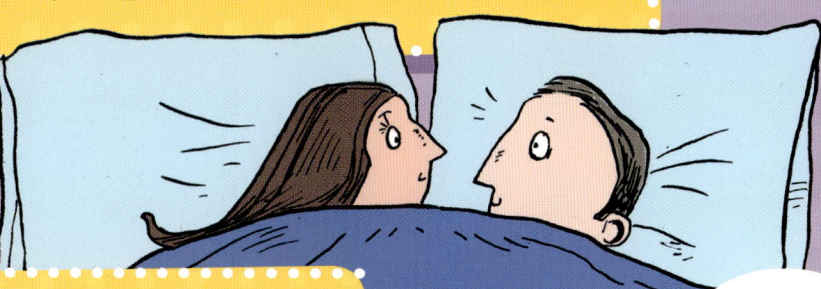

성인 남자와 성인 여자가 성관계할 때 남자의 음경이 여자의 질로 들어가요. 남자가 성적 흥분을 가장 크게 느낄 때 몸에서 소량의 액체가 분비되는데, 이를 정액이라 하고, 정액이 분비되는 것을 사정이라고 한답니다. 정액에는 남성 생식 세포인 정자가 수백만 개나 들어 있어요. 정자들은 난자에 도달하기 위해 여성의 몸 안으로 헤엄쳐 들어가요.

단지 임신을 위해서만 성관계를 하는 것은 아니에요. 성관계는 성인 남녀가 서로의 사랑과 애정을 표현하고 행복한 기분을 함께하는 방법이기도 해요. 그리고 아기가 생기지 않게 성관계를 할 수 있는 방법도 있어요.

성관계라는 말이 두렵게 느껴진다면?

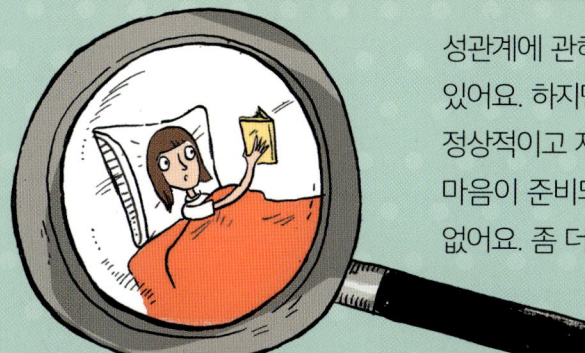

성관계에 관해 처음 들으면 조금은 충격적일 수 있어요. 하지만 서로 사랑하는 성인들 사이에서는 정상적이고 자연스러운 행위랍니다. 그렇지만 몸과 마음이 준비되기 전에 성관계를 미리 생각할 필요는 없어요. 좀 더 성장하면 자연스럽게 받아들일 거예요.

아기가 생기는 것

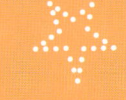

아기가 생기는 것은 알 수 없는 신비로 가득한 일이에요.
아기가 생길 때 우리 몸에서 어떤 일이 벌어지는지 알아 두는 것은 매우 중요하답니다.

아기가 생기려면 남자의 몸에서 나온 정자가
여자의 몸에서 나온 난자와 만나 결합해야 해요.

아기는 어떻게 생길까?

성관계 후에 남성의 정자와 여성의 난자가 만나 결합하는 것을 수정이라고 해요. 수정된 난자는 배아라고 부르는데, 배아는 여자의 자궁에 자리를 잡고 점점 자라서 아기가 된답니다. 이 과정을 임신이라고 말하지요. 임신하면 두터운 자궁 내막이 계속 필요하기 때문에 생리를 하지 않게 돼요.

여성의 난자
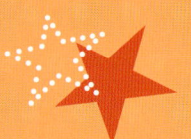

남성의 정자
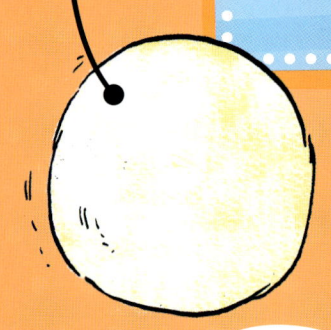

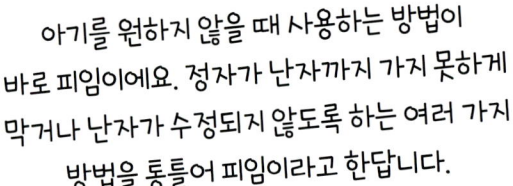

아기를 원하지 않을 때 사용하는 방법이 바로 피임이에요. 정자가 난자까지 가지 못하게 막거나 난자가 수정되지 않도록 하는 여러 가지 방법을 통틀어 피임이라고 한답니다.

임신

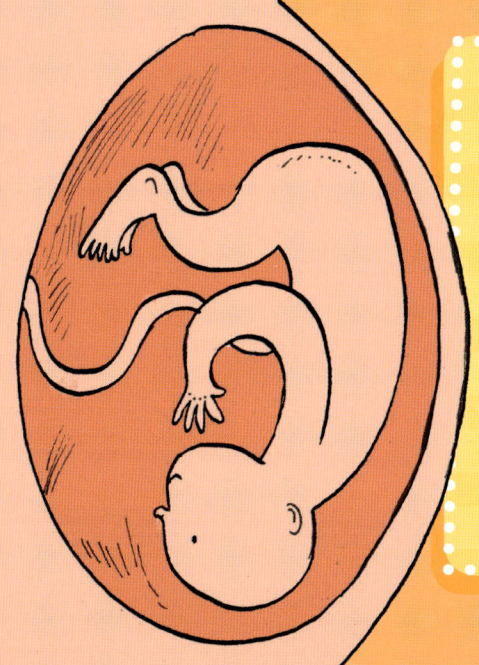

임신이란 아기가 엄마의 몸 안에서 자라고 있는 상태를 말해요. 임신 기간은 9개월 정도예요. 9개월 동안 배아가 아기로 점점 자라는 것이지요. 아기가 자라면서 자궁이 늘어나 엄마의 배도 점점 불룩해진답니다.

출산

아기가 태어나는 과정을 출산이라고 해요. 아기가 엄마의 질을 통해 나오는 것을 질 분만, 수술로 엄마의 자궁을 열어서 아기를 꺼내는 것을 제왕 절개 분만이라고 한답니다.

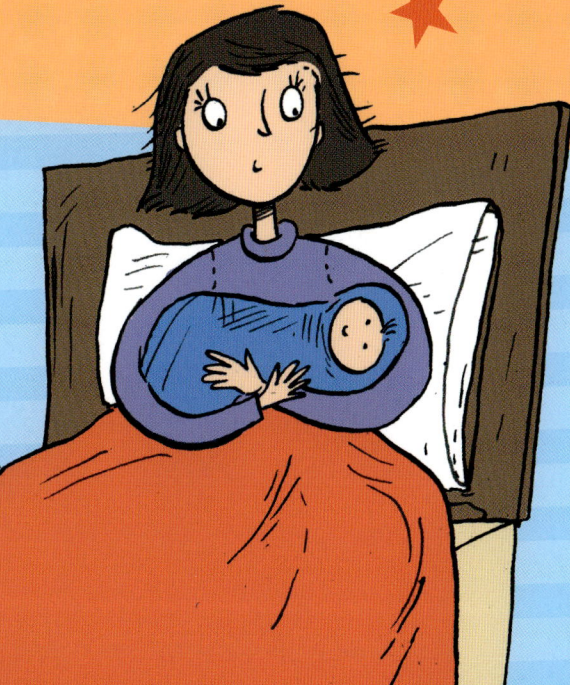

처음 느끼는 감정

사춘기 동안 우리 기분이 변덕스러운 것은 단지 우리가 사춘기를 겪기 때문이에요.

어른이 되는 것은 쉬운 일이 아니에요. 사춘기가 되면 다른 사람에게 끌리는 감정을 느끼기도 하고, 몸속을 돌아다니는 호르몬 탓에 여러 가지 감정을 동시에 느끼기도 한답니다.

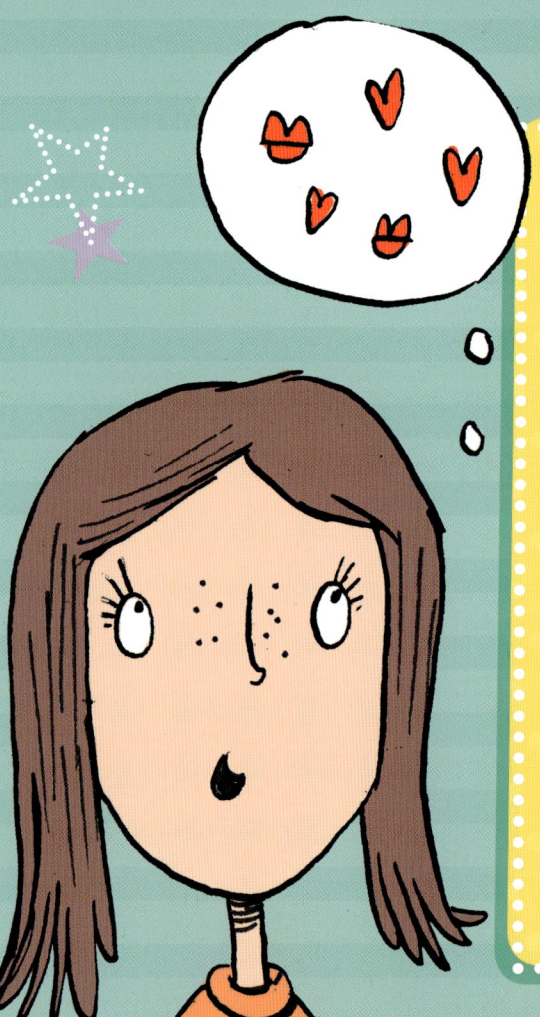

특별한 감정

사춘기가 되면 성에 관심이 많아져요. 이는 지극히 정상적인 일이에요. 그동안 특별히 관심 없던 누군가에게 마음이 끌리기도 하지요. 같은 동네에 사는 친구일 수도 있고 지금까지 친하게 지내던 친구일 수도 있어요. 그리고 누군가와 입맞춤이나 포옹하는 장면을 상상하기도 한답니다. 이런 상상은 새로운 감정을 탐구하는 안전한 방법이에요. 하지만 스스로 준비되기 전까지는 누구도 나에게 데이트나 입맞춤을 강요할 수 없어요. 물론 다른 사람에게 전혀 마음이 끌리지 않는 사람도 있지요. 이 역시 정상이니 전혀 걱정하지 마세요.

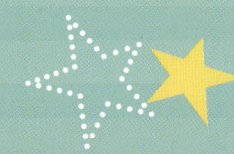

심한 감정 변화

우울, 시무룩함, 짜증, 화남, 슬픔, 졸림, 건방짐. 마치 백설공주에 나오는 일곱 난쟁이의 이름 같지요? 하지만 이것은 사춘기에 느끼는 수많은 감정 가운데 몇 가지를 적어 놓은 거예요. 성인이 되는 과정이 힘겨울 때도 있어요. 당황스러우면서 동시에 속상하고 화도 나는 등 여러 감정이 한꺼번에 느껴지기도 한답니다. 호르몬 때문에 아무 이유 없이 축 늘어지고, 눈물이 날 만큼 슬퍼질 때도 있어요. 또 지나칠 정도로 예민해지기도 하지요. 사춘기를 질풍노도의 시기로 부르는 것도 당연해요!

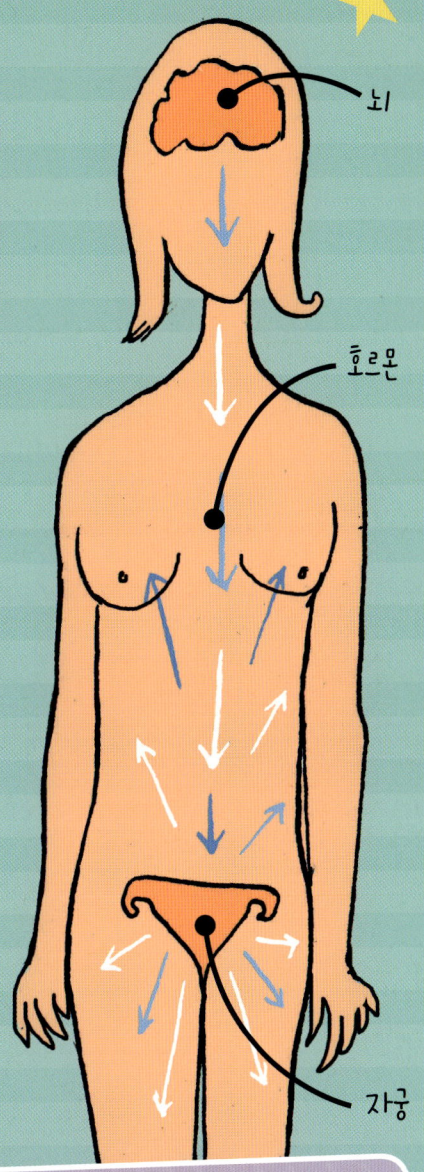

우리 몸 곳곳으로 밀려드는 호르몬을 상상해 보세요. 어째서 온몸이 감정의 소용돌이처럼 느껴지는지 이해할 수 있을 거예요.

감정의 소용돌이에서 벗어날 수 있을까?

테스토스테론과 에스트로겐이 하는 일 중 하나는 뇌의 감정 영역을 다시 정비하는 것이랍니다. 호르몬이 자기 할 일을 다 하고 나면 심한 감정 변화는 사라질 거예요.

감정 돌보기

들쭉날쭉한 감정을 어떻게 조절해야 할지 모를 수 있어요.
호르몬의 영향을 받는 사춘기엔 당연한 일이랍니다.

사춘기를 겪는 동안, 우리가 몸의 변화에 점점 익숙해지듯이 강렬한 감정 변화에 대처할 수 있는 방법도 배우게 된답니다. 그렇다면 감정 조절에 도움이 되는 것과 피해야 할 것을 알아볼까요?

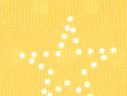

자신의 감정 이야기하기

자신의 감정을 다른 사람에게 이야기하는 건 참 어려운 일이에요. 정확히 내 마음이 어떤지 알지 못할 수 있거든요! 내 마음을 모두 털어놓지 않더라도 다른 사람에게 나의 우울하거나 격해진 감정을 이야기해 보세요. 잠깐이어도 좋아요. 짜증 나거나 속상한 감정을 솔직하게 인정하는 것이 중요해요. 억지로 아무렇지 않은 척하거나 다른 사람에게 화를 내면 점점 더 기분이 나빠질 뿐이에요.

부모님과 대화하기

부모님은 우리가 직접 말하지 않으면 슬픈지, 속상한지, 안 좋은 일이 있는지 알 수 없어요. 우리가 혼자 있고 싶을 때도 있지만, 가끔은 꼭 안겨 있고 싶을 때도 있다는 걸 잘 알고 있지요. 그러니 부모님과 이야기해 보세요.

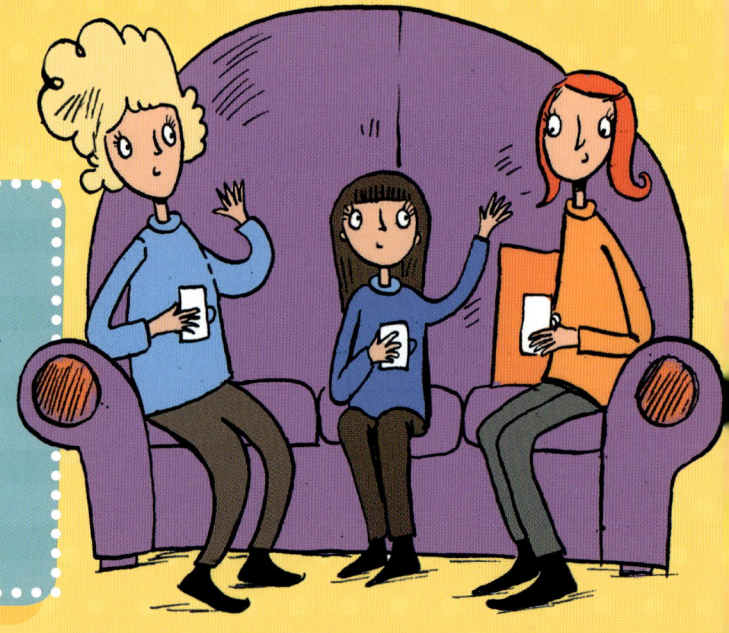

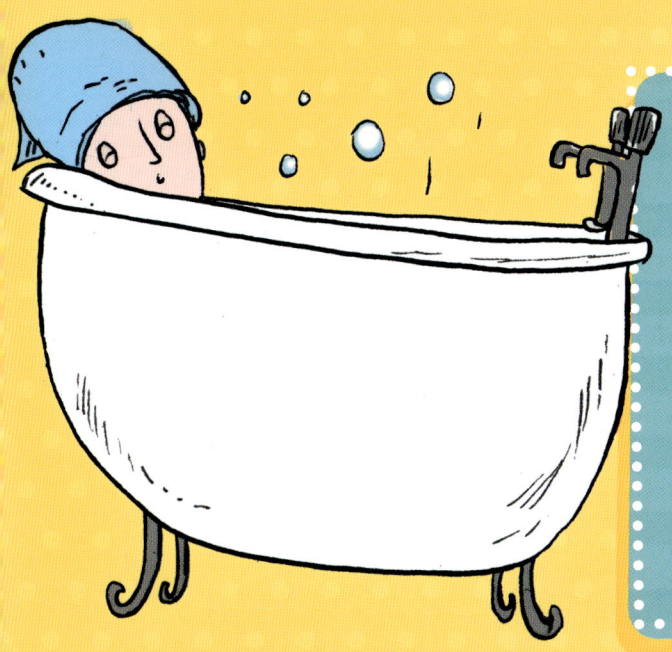

휴식

스마트폰을 보거나 친구들과 함께 있는 것 말고, 몸과 마음의 긴장을 풀고 혼자만의 시간을 보내는 것이 바로 휴식이에요. 사춘기 때는 몸과 마음이 에너지를 많이 쓰기 때문에 모든 게 지긋지긋해질 정도로 지칠 때도 많아요. 그럴수록 긴장을 풀고 푹 쉬면서 자기만의 시간을 보내는 것이 정말 중요하답니다.

감정 변화가 심한 시기에 피해야 할 것은?

★ **나쁜 식습관** : 건강에 좋지 않은 음식을 많이 먹거나 끼니를 거르면 우리 몸은 충분한 에너지를 얻지 못해요. 에너지가 부족해서 몸이 지치면 감정 변화가 심해지고 다른 사람과 말다툼하기도 쉽답니다.

★ **감정 꼭꼭 숨기기** : 감정을 숨기면 더 화가 나고 우울해질 뿐이에요.

★ **수면 부족** : 매일 10시간 정도는 잠을 자야 해요. 안 그러면 감정 조절이 힘들어진답니다.

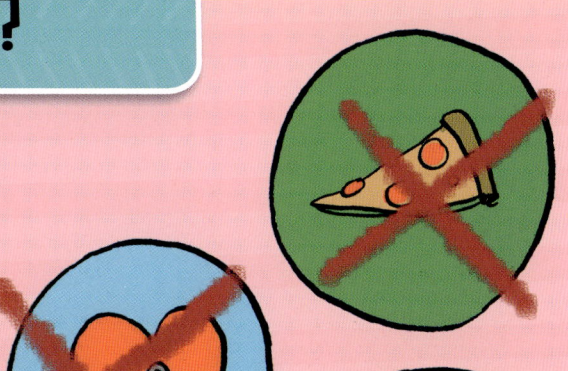
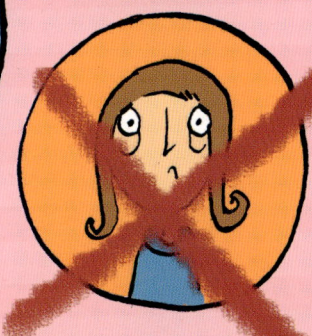

건강한 식습관

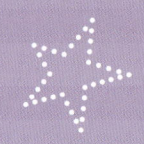
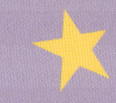

사춘기에는 잘 먹어야 좋은 기분을 유지할 수 있어요.
건강에 좋은 음식을 먹으면 감정 변화가 누그러지고 신체 발달도 잘 이루어진답니다.

나이를 먹어 가면서 어떤 음식을 먹을지 스스로 선택할 기회가 많아져요.
특히 집 밖에 나가 있을 때는 더더욱 그렇지요.
아마 패스트푸드나 즉석식품을 먹고 싶을 때가 많을 거예요.

건강한 마음과 신체를 위해서는 단백질이 풍부한 식사를 해야 해요. 과일과 채소도 많이 먹어야 하고요. 이 말은 영양가가 부족한 음식을 줄여야 한다는 뜻이기도 해요. 탄산음료나 비스킷, 감자 칩 같은 음식 말이에요.

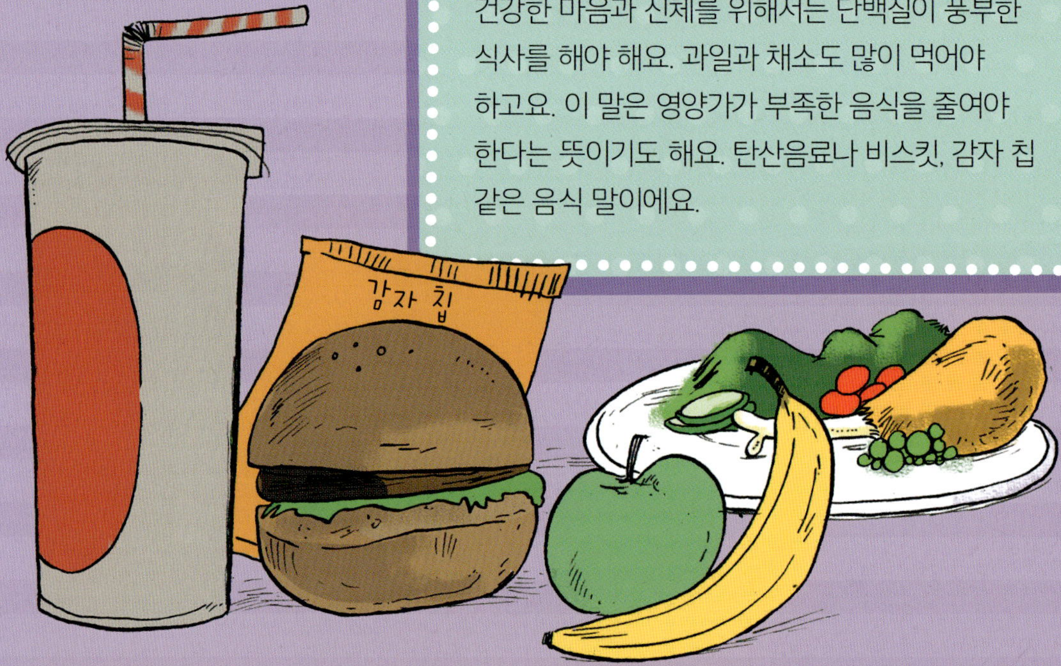

무엇을 먹어도 살이 찌지 않는 사람도 있을 거예요.
하지만 그런 사람도 패스트푸드 같은 음식을 먹으면 속이 더부룩해지고 몸의 움직임이 무겁게 느껴질 수 있어요.
게다가 감정의 변화까지 더 심해질 수 있답니다.

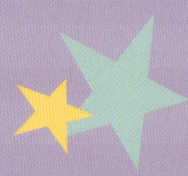

사춘기에는 키가 급격하게 크는 등 몸이 빠르게 성장해서 자꾸 배가 고프고 먹는 양도 전보다 더 늘어요.

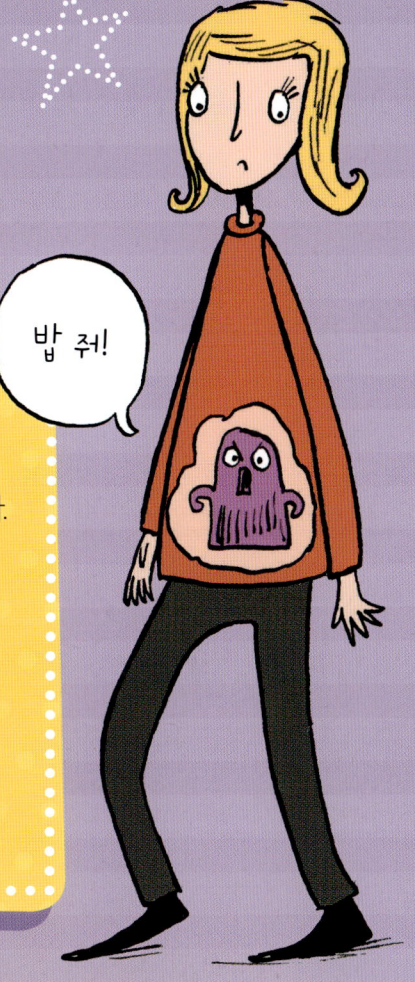

밥 줘!

사춘기가 돼서 몸에 살이 찌고 굴곡이 생기는 자기 모습을 싫어하는 친구도 있어요. 그래서 다이어트를 하거나 가끔 끼니를 걸러야겠다고 생각하기도 한답니다. 정상적인 변화를 겪고 있을 뿐인데 말이죠.

먹는 것을 줄여서 살을 빼야겠다는 생각은 버리세요. 정말 몸무게가 걱정이라면 부모님께 말씀드리고 병원에 가서 상담해 보면 어떨까요? 섣불리 친구들을 따라 요즘 유행하는 다이어트를 했다가는 건강을 해칠 수도 있으니까요.

섭식 장애가 있는 친구, 어떻게 해야 할까?

섭식 장애는 폭식 후 먹은 음식을 다 토해 내거나 계속해서 굶는 증상이에요. 만약 친구가 먹는 것을 심하게 신경 쓴다면 믿을 수 있는 어른에게 이야기해서 친구가 도움받도록 하세요.

운동의 힘

활발한 신체 활동은 사춘기 건강 유지에 매우 중요하답니다.

튼튼하고 활기찬 사람은 늘 좋은 기분을 유지할 수 있어요.
또 자기 몸에 대한 자신감도 커져요.

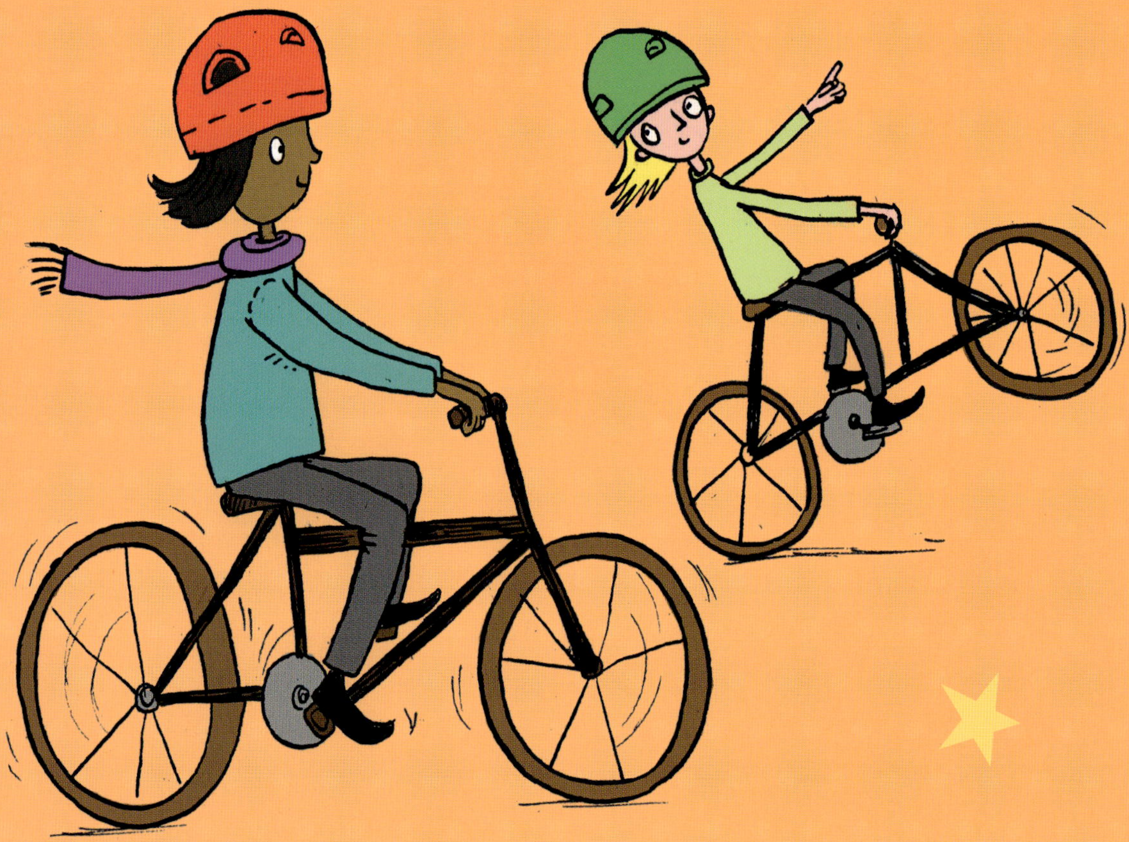

사춘기에는 운동이 큰 도움을 줘요. 운동으로 몸무게를 적당히 유지할 수 있고 스트레스를 줄일 수 있거든요. 또 운동을 하면 잠을 푹 잘 수 있고 몸에 활력을 줄 수도 있어요. 그뿐만 아니라 근육과 뼈를 더욱 튼튼하게 만들고 심장 건강도 지켜 준답니다.

연구 결과를 보면, 사춘기가 시작된 후에 신체 활동이 줄어드는 여자아이가 많다고 해요. 가장 큰 원인은 남의 눈을 많이 의식하기 때문이에요. 체육 시간에는 다른 사람들과 어울려 옷을 갈아입고 운동을 해야 하니까요.

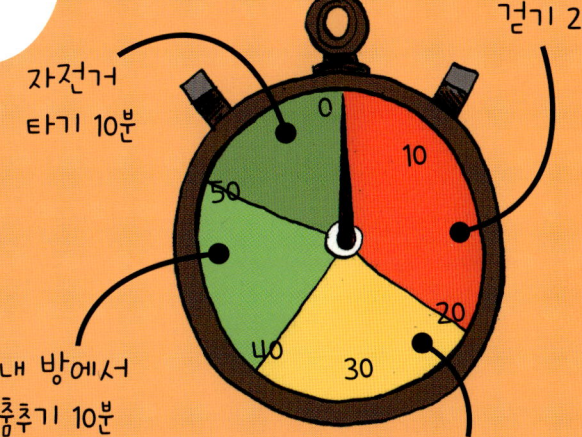

한 시간이 너무 길다고 생각할 수도 있지만, 시간을 나누어 보면 그렇게 긴 시간도 아니랍니다.

- 집에서 학교까지 걷기 20분
- 자전거 타기 10분
- 내 방에서 춤추기 10분
- 학교에서 집까지 걷기 20분

운동부가 아니어도 얼마든지 충분한 신체 활동을 할 수 있어요. 하루에 30분에서 1시간 정도는 반드시 운동해 봅시다. 자전거로 산책하거나 버스 정류장까지 뛰는 것도 좋고 수영 같은 운동을 하는 것도 좋아요.

나에게는 어떤 운동이 가장 좋을까?

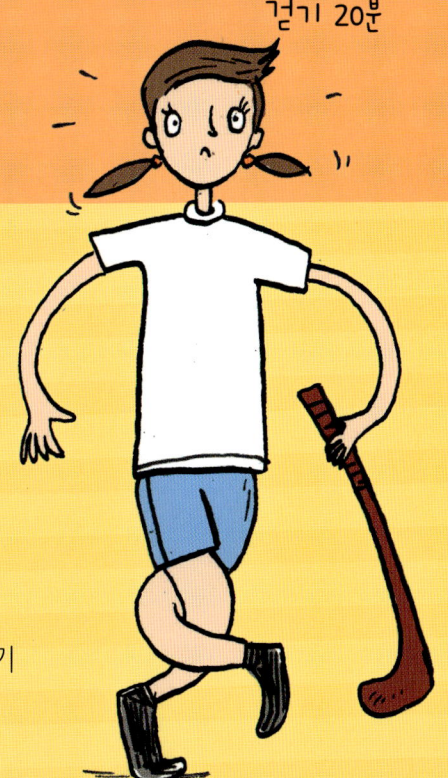

사춘기는 몸이 계속 변화하는 시기이므로 다양한 활동을 통해 내게 가장 잘 맞는 운동을 찾아보는 게 좋아요. 하키 같은 단체 스포츠가 잘 맞지 않는다면 이런 건 어떨까요?

★ 스케이팅
★ 사이클링
★ 춤
★ 무술

★ 달리기
★ 스케이트보드 타기
★ 수영
★ 암벽 등반

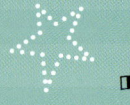

자존감과 신체 이미지

자기 자신을 어떻게 생각하는가, 이것이 바로 자존감이랍니다.

자존감은 사람의 행동에 영향을 줄 뿐 아니라 내 몸을 어떻게 생각하는지에도 큰 영향을 줘요. 그래서 자존감은 행복해지는 데 매우 중요한 요소로 볼 수 있어요.

거울에 비친 자신의 모습에 대한 생각을 '신체 이미지'라고 한답니다. 사춘기에는 변화하는 내 모습을 받아들이는 시간이 필요해요. 키가 너무 크다거나, 너무 작다거나 또는 피부에 대한 문제로 고민할 수 있어요. 하지만 사춘기에는 모든 것을 실제보다 더 심각하게 받아들인답니다.

지금의 겉모습 때문에 우울해하지 마세요! 나의 진짜 모습은 사춘기가 지나야 알 수 있답니다.

그리고 또 한 가지, 나는 예전이나 지금이나 똑같은 나예요. 키나 가슴 크기, 몸무게를 보고 내가 어떤 사람이라고 말할 수는 없답니다.

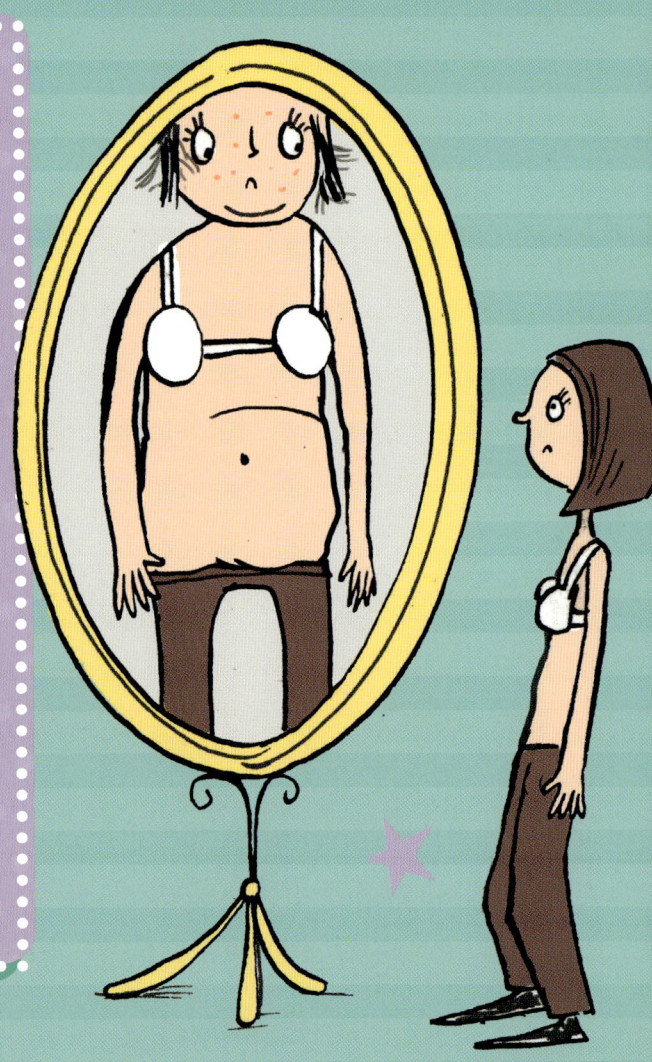

자신감을 느끼고 싶다면 따라 해 보세요.

★ 내 장점을 생각해요. 친절한 마음, 미술 솜씨, 요리 등 긍정적인 부분에 초점을 맞추는 거예요!

★ 남들과 비교하는 데 시간을 허비하지 마세요. 비교는 고통으로 가는 지름길이랍니다.

★ 우울하다면 누군가에게 솔직하게 그 기분을 말해 보세요.

★ 자신감을 무너뜨리는 원인을 찾아보세요. 심술궂은 친구? TV 프로그램? 아니면 SNS 때문인가요? 그것이 무엇이든 꼭 피하세요.

★ 자신을 믿으세요. 도전하기도 전에 포기하지 마세요.

★ 연예인 말고 다른 곳으로 시선을 돌려 보세요. 연예인을 따라 하는 것은 사춘기 때 별로 도움이 되지 않아요.

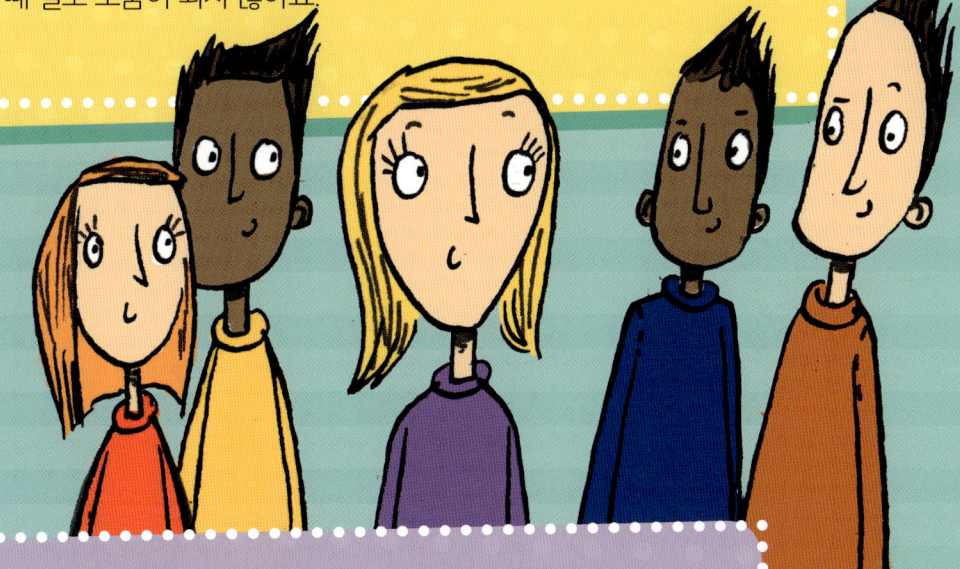

모든 사람은 저마다 다르게 성장해요. 어떤 사람으로 성장할지는 자신이 어떻게 하느냐에 달렸답니다. 사춘기는 자신감을 느끼기 어려운 시기일 수 있어요. 하지만 스스로에게 솔직해지고 다른 사람들에게 좋은 모습을 보여 준다면 좀 더 편안한 사춘기를 보낼 수 있을 거예요.

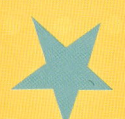 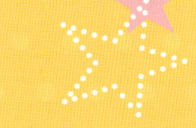

사생활과 우리 몸

사춘기가 되면 사생활을 더 많이 존중받고 싶어진답니다.

독립적인 사람으로 성장하면서, 다른 사람에게 말하고 싶거나 보여 주고 싶은 것을 선택할 자유도 얻게 돼요.

사생활을 존중받고 싶다는 말은 무슨 의미일까요? 쉽게 말하면 내 생각과 기분을 부모님에게 시시콜콜 다 말하고 싶지는 않다는 의미예요. 부모님과 예전만큼 많은 시간을 함께하고 싶지 않다는 뜻이기도 하지요. 이건 정상적인 변화랍니다. 나의 사생활을 위해 부모님께 바라는 게 있다면 그 이유와 함께 직접 말해 보세요.
그래야 부모님도 나를 배려할 수 있을 테니까요.

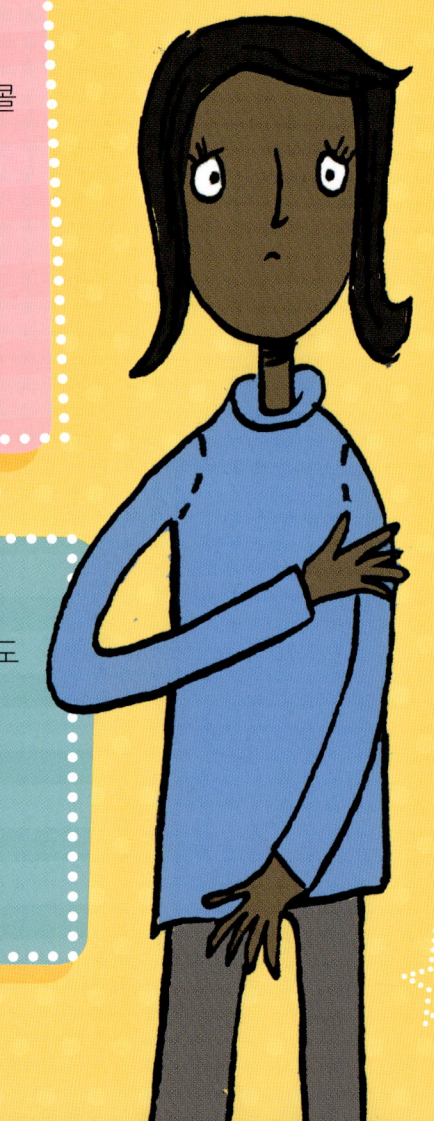

자기 몸을 다른 사람에게 드러내고 싶지 않을 거예요. 사람들이 있는 곳에서 옷을 갈아입기도 싫어지지요. 또한 다른 사람이 내 몸에 관해 이러쿵저러쿵 말하는 것도 듣기 싫어진답니다. "정말 많이 컸다!"라든지 "이제 곧 어른이 되겠네!" 같은 말을 들으면 화가 나거나 당황스러울 때도 있을 거예요.

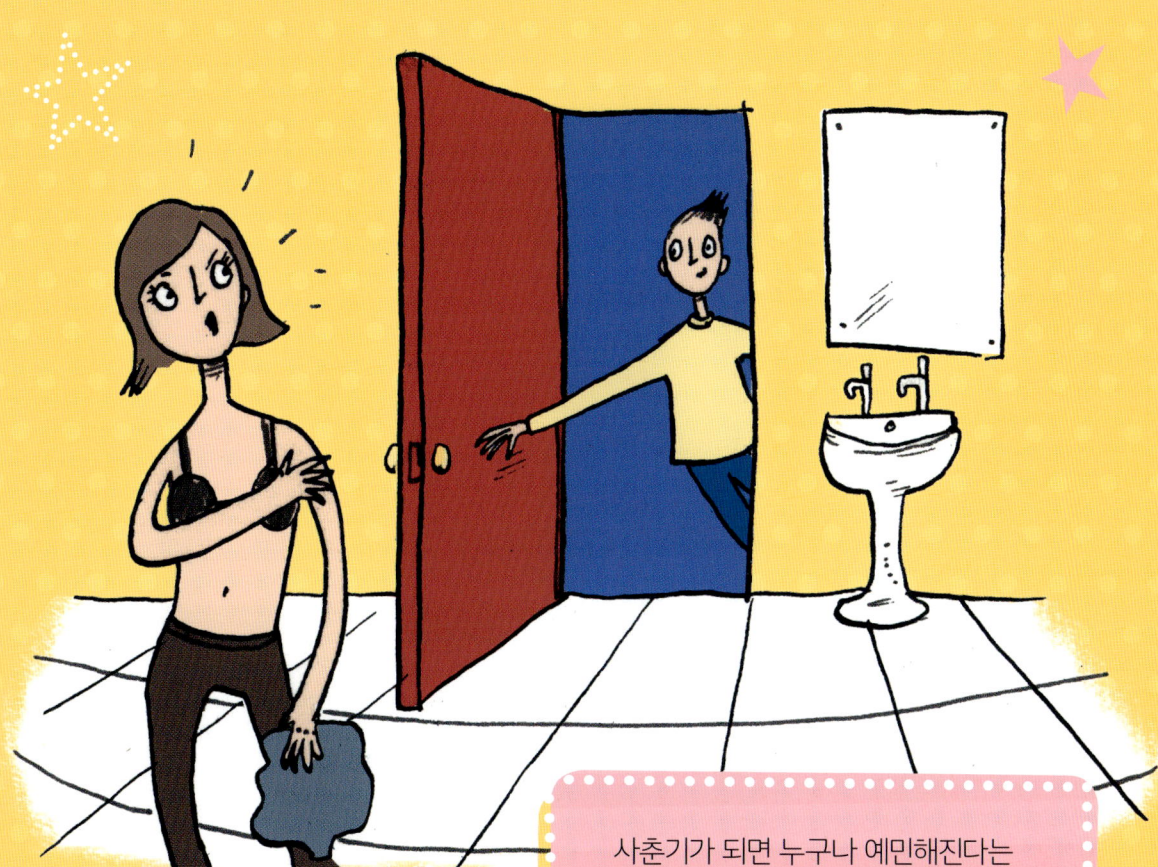

나의 생식기는 다른 사람이 함부로 보거나 만질 수 없는 중요한 부분이에요.
반대로 누군가에게 자신의 생식기를 보라고 하거나 만지라고 해서도 안 된답니다. 단, 신체 건강에 문제가 있을 때는 부모님이나 의사에게 보여야 할 때도 있어요.

사춘기가 되면 누구나 예민해진다는 사실을 어른들은 곧잘 잊어버려요. 만약 가족이 내 몸에 관심을 보이는 게 싫다면 자신의 생각을 정확히 이야기하세요. 다른 사생활 문제도 마찬가지예요. 여러분이 지금 많은 변화에 적응하는 중이라는 사실을 부모님에게 다시 한번 알려 주세요. 그리고 가족에게는 씻을 때 욕실에 들어오지 말라고 부탁하세요.

남자아이들의 사춘기

남자아이들은 생리를 하지 않아요. 하지만 그들도 사춘기를 겪는답니다.

여자아이들이 그렇듯이 남자아이들의 사춘기 변화도 사람마다 달라요. 남자아이의 사춘기는 보통 또래 여자아이보다 늦게 시작돼요. 그래서 여자아이들이 키가 더 크고 성숙해 보일 때가 많답니다.

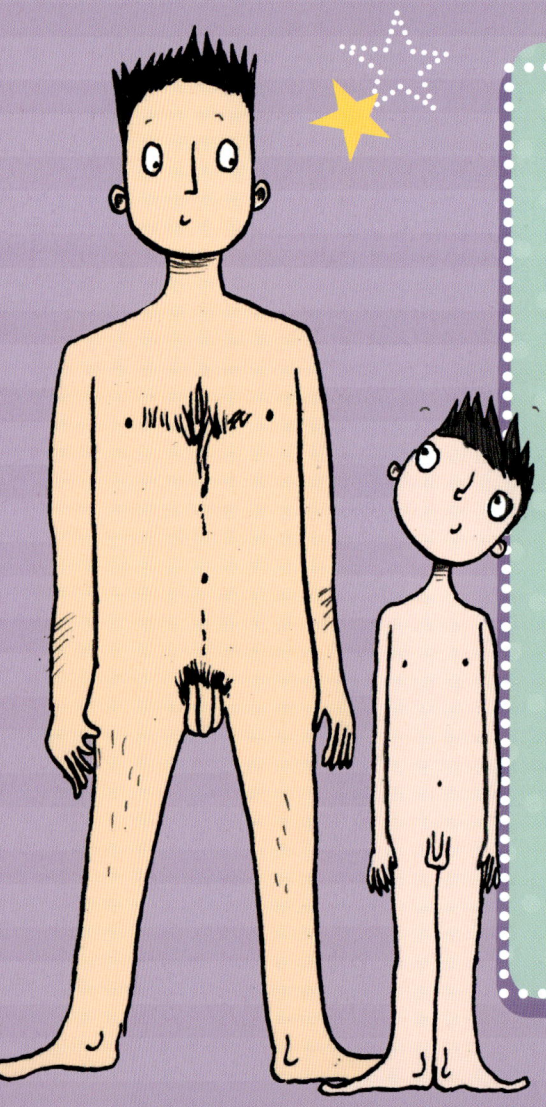

대략 14살이 되면(좀 더 빠를 수도, 늦을 수도 있어요) 남자아이의 몸도 보이는 곳과 보이지 않는 곳에서 변화가 일어나요. 이것은 성호르몬, 특히 테스토스테론 때문인데 보통 다음과 같은 변화가 생겨요.

★ 몸이 급격히 성장하면서 키가 자라고 체격이 커져요. 근육도 점점 발달해요.

★ 수염이 자라고 음모도 자라요. 몸 전체에 털이 더 많아져요.

★ 목소리가 굵고 낮아져요.

★ 생식기가 점점 커지고 고환에서 정자를 만들기 시작해요.

★ 가끔 이유 없이 음경이 단단해지는 현상(발기)이 나타나기도 해요.

사춘기에 남자아이들의 목소리가 굵고 낮아지는 이유는 후두가 성장하면서 앞쪽으로 기울기 때문이에요. 그래서 남자아이들의 목에는 울대뼈라는 불룩한 덩어리가 보인답니다.

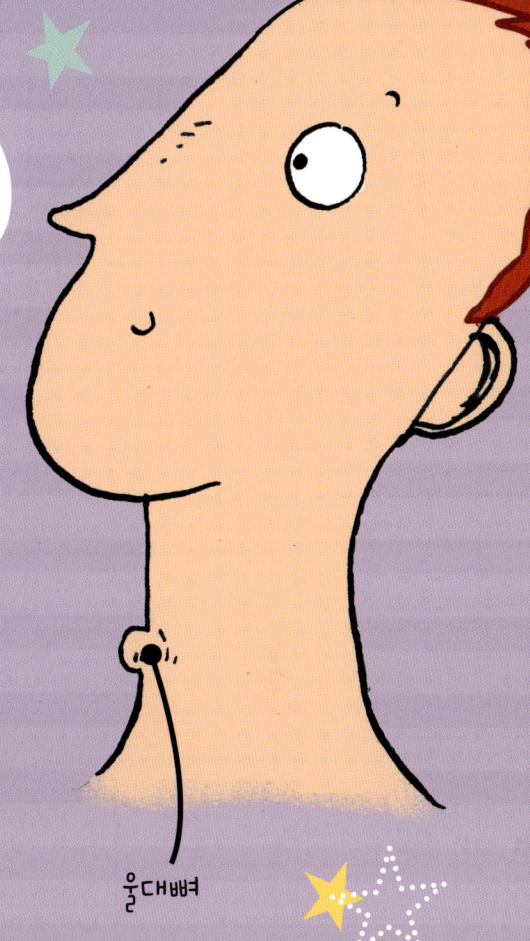

울대뼈

신체 변화는 모두 천천히 진행돼요. 하지만 남자아이들의 키는 여자보다 더 급격히 자라요! 급성장기 때 여자아이의 키는 보통 1년에 5cm 정도 자라지만, 남자아이는 그 두 배쯤 키가 자란답니다! 남자아이들은 키만 커서 껑충해 보이는 시기를 한 번쯤 겪는다는 뜻이지요!

어째서 남자아이들의 발은 그렇게 클까?

남자아이들은 사춘기 때 발뼈가 가장 먼저 자라기 때문이에요. 우리 몸은 보기 좋게 정돈된 모양으로 성장하지 않거든요.

※ 남자아이들의 사춘기가 궁금하다면 책을 뒤집어 보세요.

남자아이들도 고민이 많아요

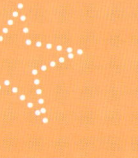
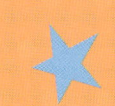

여러분에게는 사춘기 남자아이들이 나와는 전혀 다른 생명체처럼 느껴질 수 있어요.

남자는 생리를 하지 않으니 쉽게 어른이 된다고 생각할지도 몰라요.
하지만 전혀 그렇지 않답니다.

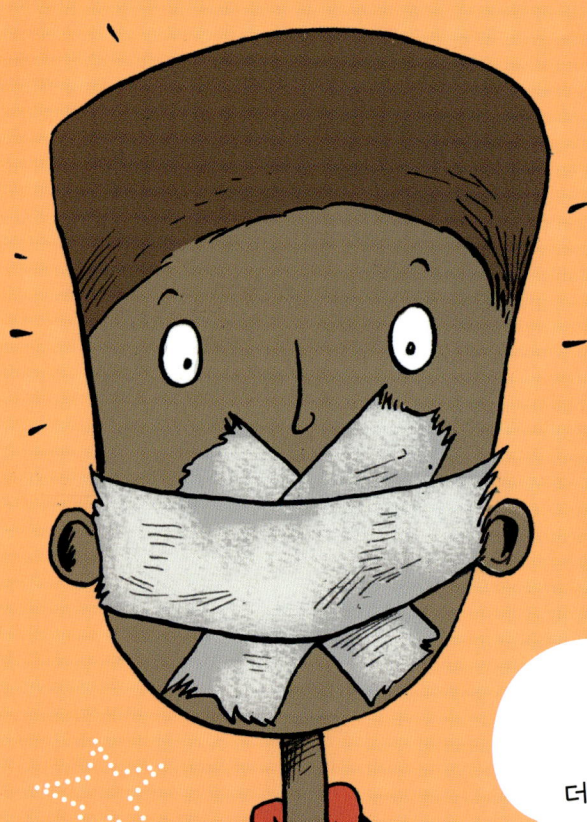

여자아이들과 마찬가지로 남자아이들도 모든 신체적, 감정적 변화를 겪어요. 그래서 똑같이 상처받기 쉽고 고민 많은 시기를 보내지요. 그런데 남자아이들은 어릴 때부터 힘든 감정을 겉으로 드러내지 말라는 말을 많이 들어요. 많은 남자아이는 자기 기분을 솔직하게 말하지 못한 채, 계속해서 머릿속을 맴도는 생각과 걱정거리로 인해 우울해지는 경우도 많답니다.

남자는 여자보다 뾰루지가 더 잘 나요. 몸 안에 남성 호르몬인 테스토스테론이 더 많기 때문이죠. 얼굴이나 가슴, 그리고 등에도 뾰루지가 생겨요. 그래서 남의 눈을 더 의식하게 되고 자신감이 떨어지기도 해요.

남자라면 으레 몸집이 크고 힘이 세야 한다고 생각하는 사람이 많아요. 그래서 체격이 작거나 사춘기에 늦게 접어든 아이들이 걱정하기도 한답니다. 남자아이들에게 키가 빨리 커야 한다거나 힘이 세져야 한다고 부담 주지 마세요. 사람마다 각자의 성장 속도가 있으니까요.

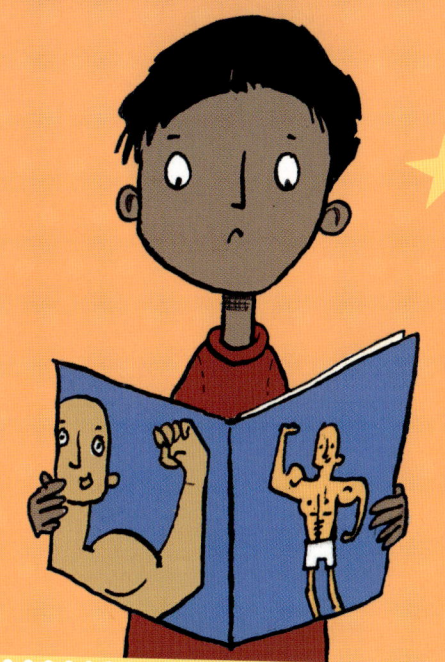

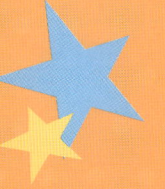

나 혼자만 힘겨운 사춘기를 보내는 건 아니에요. 여자아이들과 마찬가지로 남자아이들에게도 사춘기에 대한 이해와 배려가 필요해요. 남자아이들의 목소리 변화, 빠르게 자란 키, 막 자라기 시작한 수염을 가지고 놀리지 않는 것도 배려랍니다.

왜 내 키가 남자아이들보다 더 큰 거지?

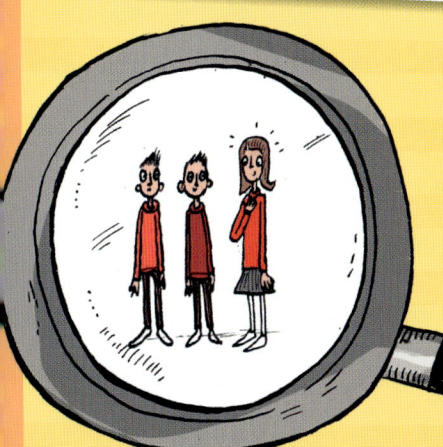

여자아이들의 사춘기는 남자아이들보다 먼저 시작돼요. 여자는 12살, 남자는 대략 14살 정도에 키가 급격히 자라요. 그래서 몇 년 동안은 여자아이들이 키가 더 크답니다. 16살쯤 되면, 남자아이들이 그 차이를 좁혀서 여러분보다 키가 커지는 거랍니다.

더 알아보기

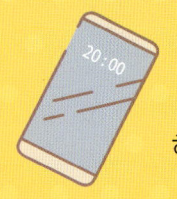

스마트폰, 어떻게 사용해야 할까?

스마트폰에는 다양한 애플리케이션이 많아요.
하지만 재미있다고 해서 오랫동안 사용하는 건 좋지 않아요.
특히 사춘기 때 스마트폰을 하느라 잠을 자지 못한다면
성장 호르몬 분비가 잘 이루어지지 않아요.
잘못된 자세로 인해 몸이 이곳저곳 아플 수도 있지요.
그러니 스마트폰과 적당한 거리를 유지하는 것이 중요하답니다.
일주일에 한 번 스마트폰을 쉬게 해 주는 건 어떨까요?
아니면 매일 스마트폰 사용 시간을 정해 놓고 사용해 보세요.

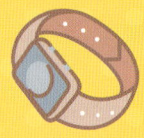
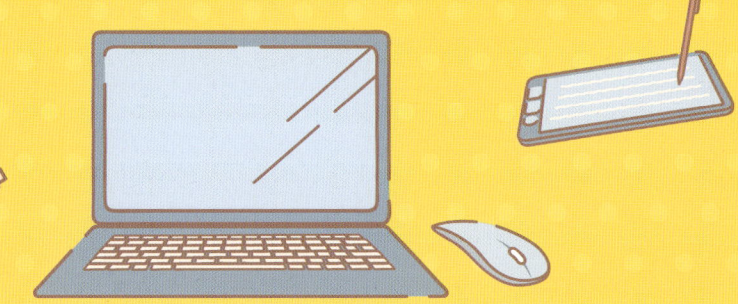

낯선 사람과의 대화

SNS를 하다 보면 모르는 사람과의 채팅에 호기심이 생길 수 있어요.
하지만 얼굴도, 이름도 모르는 낯선 사람과의 대화는 위험할 수 있어요.
친해진 후 갑자기 만나자거나, 자신의 신체 부위를 찍어서 보내거나
보내 달라고 요구할 수도 있답니다. 그럴 땐 상대방과 대화를 이어 가기보단
즉시 부모님이나 주변 어른들에게 알려야 해요. 가장 좋은 방법은 익명 채팅
애플리케이션을 사용하지 않는 거예요. 만약 다른 사람에게 자신의 고민을
털어 놓고 싶다면 안전한 온라인 청소년 상담 센터를 사용하세요.

유용한 사이트

청소년사이버상담센터 1388
1388 / www.cyber1388.kr
청소년의 가족 갈등, 교우 관계 문제, 학업 중단, 인터넷 중독, 진로 및 학업 문제 등에 관한 상담 제공.

아하! 서울시립청소년성문화센터
02-2677-9220 / www.ahacenter.kr
청소년 성교육, 성 상담 전문 기관으로 다양한 성 상담실을 운영.

청소년성상담실 아하! 섹스
02-737-7374 / www.ahsex.org
온라인 성 상담, 성교육 자료를 제공.

탁틴내일
02-3141-6191 / www.ausung.net
여성과 아동, 청소년을 위한 성 상담과 성교육, 학교 폭력 예방 활동 등을 진행.

Wee 센터
043-5309-182 / www.wee.go.kr
학교, 교육청, 지역 사회가 연계하여 학생들의 위기 상담 종합 서비스를 제공.

건강가정지원센터
1577-9337 / www.familynet.or.kr
가족 내에서 발생하는 다양한 갈등을 극복할 수 있도록 가족 교육과 상담을 지원.

e청소년
www.youth.go.kr/youth
청소년의 방과 후 활동, 수련 활동, 봉사 활동 정보 등을 종합적으로 제공.

여자의 사춘기는 여기까지! 이젠 뒤집어서 읽어 보세요!

2020년 9월 20일 1판 1쇄 발행 | 2021년 7월 20일 1판 2쇄 발행

글 아니타 나이크·필립 윌킨슨 | 그림 사라 혼 | 옮김 함현주
펴낸이 나춘호 | 펴낸곳 (주)예림당
등록 제2013-000041호
주소 서울시 성동구 아차산로 153 예림출판문화센터
구매 문의 전화 561-9007 | 팩스 562-9007
책 내용 문의 전화 3404-9238 | www.yearim.kr

책임 개발 박효정 / 박인의 전다영
디자인 이정애 / 강임희
저작권 영업 문하영 / 김유미
제작 신상덕 / 이선희
마케팅 임상호 전훈승

ISBN 978-89-302-0298-5 73470

Original Title:
The Girls' Guide to Growing Up
The Boys' Guide to Growing Up

Written by Anita Naik (The Girls' Guide to Growing Up)
Written by Phil Wilkinson (The Boys' Guide to Growing Up)
Illustrated by Sarah Horne (The Girls' Guide to Growing Up,
The Boys' Guide to Growing Up)

First published in Great Britain in 2016 by Wayland,
a division of Hachette Children's Group

이 책의 한국어판 저작권은 (주)예림당과 Wayland사와의 독점 계약으로 (주)예림당에 있습니다. 저작권법에 의해 한국 내에서 보호를 받는 저작물이므로 무단 전재와 복제를 금합니다.

어린이제품 안전특별법에 의한 제품 표시사항

제품명 | 도서   제조자명 | (주)예림당   제조국명 | 대한민국   전화번호 | 02)566-1004
주소 | 서울시 성동구 아차산로 153   제조년월 | 발행일 참조   사용연령 | 8세 이상

⚠ 책을 던지거나 떨어뜨리면 다칠 우려가 있으니 주의하십시오.

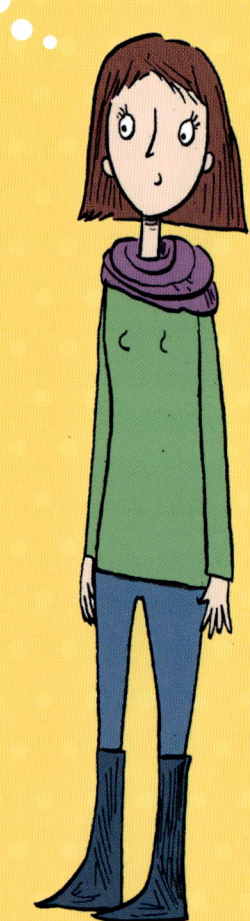